대학병원에서 못다 한
치주염과 임플란트
이야기

대학병원에서 못다 한 치주염과 임플란트 이야기

초판 발행: 2025년 10월 31일
저자: 김태일, 황인경
발행처: XMLinkPress
디자인: ikp

X

XMLink
서울특별시 마포구 마포대로 109
롯데캐슬프레지던트 101동 1601호
02-704-7692
xmlink@xmlink.kr
https://xmlink.kr
출판등록: 2008년 5월 20일 제313-2011-100호

ISBN 978-89-963367-5-4 93510
ISBN 978-89-963367-6-1 95510 eBook
https://doi.org/10.33163/Dental-Story

©2025 김태일, 황인경
* 이 책은 저작권법에 따라 보호를 받는 저작물이므로 무단 전재와 복제를 금지하며, 이 책 내용의 전부 또는 일부를 이용하려면 반드시 저작권자와 출판사의 서면 동의를 받아야 합니다.
* XMLinkPress는 XMLink의 출판 임프린트입니다.

대학병원에서 못다 한
치주염과 임플란트
이야기

김태일·황인경

xmlinkpress

일러두기

1. 전문 용어는 독자의 이해도를 높이기 위해 알기 쉬운 일반 용어로 가능한 한 바꾸어 표기했습니다.
2. 한글 용어로 표기하는 것을 원칙으로 했으나, 부득이한 경우에 한해서 원어를 병기했습니다.
3. 국립국어원 표준어 규정 및 외래어 표기법을 따르되, 일부는 관례와 원어 발음을 준용했습니다.
4. 치의학 정보의 신뢰도를 유지하기 위해 국제 학술지에 출판된 논문들을 근거 자료로 삼아, 본문에는 참고 문헌 번호를 [ ] 안에 표시하고 자세한 서지 사항은 책의 말미에 별도의 섹션을 만들어서 기록했습니다.
5. 이 책에 포함된 질문들은 저자들이 대학병원에서 진료할 때의 경험을 바탕으로 재가공하여 개인정보를 포함하고 있지 않습니다.

추천의 글

치주염과 임플란트는 치과 환자라면 누구나 궁금해하는 주제입니다.

그러나 막상 병원을 찾으면 진단과 치료, 그리고 이후 관리 과정이 전문 용어와 절차로 복잡하게 다가와 환자와 보호자 모두에게 막연하고 어렵게 느껴집니다. 잇몸 염증이 어떻게 생기는지, 언제 임플란트가 필요한지, 치료 후에는 어떤 관리가 필요한지에 대한 오해와 궁금증도 여전히 많습니다.

저자들은 대학에서 교육과 연구로 바쁜 가운데에도 대학병원 환자 진료에 힘쓰며 실제 환자들이 가장 알고 싶었던 문제들을 한 권에 담아『대학병원에서 못다 한 치주염과 임플란트 이야기』를 펴냈습니다. 여기에는 치주 질환의 증상과 진단, 임플란트 시술의 단계별 절차, 시술 후 회복 관리까지 꼭 알아야 할 핵심 사항이 객관적 사실로 친절하게 설명되어 있습니다. 이 책을 치의학에 관심 있는 모든 분들에게 추천하는 바입니다.

박덕영
국립강릉원주대학교 총장, 예방치과 전문의

임플란트 시술 중 생긴 감염 환자를 중풍으로 진단해 치료가
다소 지연되었던 사례를 경험하면서, 구강 건강이 전신 건강과
얼마나 밀접하게 연결되어 있는지를 깨달았습니다. 이 책은
그러한 연관성을 과학적 근거에 기반해 환자 중심의 시각에서
풀어내며, 치과와 의과가 협력해야 하는 이유를 명확히
보여줍니다. 전공은 다르지만 환자를 위해 자신의 분야만을
고집하지 않고 타 전공 분야 전문가들과 열린 자세로 소통
하는 저자들의 모습에서 의료인으로서 깊은 동료 의식을
느낍니다.

곽호신
국립암센터 국제암대학원대학교 대학원장, 신경외과 전문의

대학병원에서 치과 교정 치료를 하다 보면 치아 배열만이
아니라 치주염과 임플란트 문제를 함께 고려해야 하는
경우가 많습니다. 실제로 교정 치료 과정에서 잇몸 건강이
불안정해지면 치료의 성과가 제한될 수 있고, 임플란트가
가능한지 여부가 교정 치료 계획에 큰 영향을 주기도 합니다.
그만큼 치주염과 임플란트는 치과교정학에서도 결코
비껴갈 수 없는 중요한 주제입니다. 이 책은 환자들이 가장
궁금해하는 핵심을 과학적 근거와 함께 알기 쉽게 풀어내어,
환자와 치과 의사 모두의 시간과 노력을 효율적으로 쓸 수
있도록 도와줍니다. 대학병원 진료실에서 늘 환자들에게 더
정확하고 체계적인 설명을 드리고 싶었던 제 바람을 충족시켜
주는 반가운 책입니다.

고수진
을지대학교 의과대학 치과학교실 주임교수, 치과교정과 전문의

감염내과 전문의로서 저는 치주염과 임플란트를 단순히 치과
영역의 문제로만 보지 않습니다. 구강의 염증은 전신 감염과
긴밀히 연결되어 있으며, 환자의 전반적인 건강에 중대한
영향을 미칠 수 있습니다. 이 책은 그러한 연관성을 염두에
두고 집필되어, 치과와 의과가 협진을 통해 환자의 건강을
최선으로 보장할 수 있다는 확신을 갖게 합니다. 환자와
의료진 모두에게 귀중한 통찰을 제공하는 이 책의 출간을
진심으로 반갑게 생각합니다.

최성호
중앙대학교 의과대학 교수, 감염내과 전문의

치과에서 마취과 의사로 함께하다 보면, 치과 질환과 치료
과정을 제대로 이해하는 것이 얼마나 중요한지 느낍니다.
이 책은 치의학 지식을 체계적으로 정리해 주어 치과 의사와
같은 시각에서 고민을 나눌 수 있게 해주었습니다. 특히 전신
마취가 필요한 환자와 보호자에게 치료 과정과 위험성을
쉽게 설명할 수 있어, 더 원활한 소통을 가능하게 하는데 큰
도움이 되었습니다.

김안나
서울시 장애인치과병원 임상교수, 마취과 전문의

개인 치과 의원에서는 치과 의사가 환자와 직접 마주하며
충분한 대화를 통해 신뢰를 쌓는 것이 무엇보다 중요합니다.
여러 의료진이 분담하는 대학병원과는 또 다른 무게가
있지요. 이 책은 치주염과 임플란트에 대한 과학적이고
실용적인 지식이 담겨 있어, 환자와 협력적 관계를 구축하는
데 큰 힘이 될 것이라고 확신합니다.

최은정
e클래스 치과의원 원장

치과 진료는 종종 전문가만 알 수 있는 세계처럼 느껴지지만,
이 책은 그 장벽을 낮추어 환자와 의사가 같은 지도를 펼쳐
놓고 길을 찾을 수 있게 합니다. 법률 문서처럼 명확하지만
환자에게는 따뜻하게 느껴지는 안내서가 마침내 출판된 것을
축하합니다.

김태성
미국 변호사

사업 관계로 미국 대학병원에서 환자와 의사가 긴밀히 소통하며 치료 계획을 논의하는 모습에 익숙해져 있던 저는, 한국의 대학병원에서는 환자가 너무 많아 의사와 충분히 상의할 기회가 거의 없다는 점이 늘 아쉬웠습니다. 이 책을 읽으며 우리나라 의료진의 현실을 이해하게 되었고, 동시에 환자와 의사가 더 바람직한 관계를 맺을 수 있는 길이 열릴 것이라는 희망을 보았습니다. 환자의 입장에서 이 책은 신뢰와 소통을 회복하는 다리라고 생각합니다.

김재걸
(주) P. I. 대표이사

법률가로서 환자의 권리를 지키는 것이 얼마나 중요한지 늘 생각해 왔습니다. 의료 현장에서 충분한 설명을 들은 환자가 치료 과정을 이해할 때 비로소 신뢰가 쌓이게 됩니다. 이 책은 치주염과 임플란트라는 전문 분야를 쉽게 이해할 수 있도록 풀어내어 환자를 존중하는 진료 문화를 만드는데 큰 보탬이 되기에, 치과 의료진은 물론 치료를 앞둔 환자와 보호자에게도 필독을 권하고 싶습니다.

정치원
변호사

시작의 글

살아가다 보면 맛있는 음식을 씹고, 사랑하는 사람과 환히 웃을 수 있는 일상의 소중함을 새삼 깨닫게 됩니다. 소득 수준이 높아질수록 생사를 가르는 중병 외에도 삶의 질을 좌우하는 질환이 주목을 받는데, 우리나라가 선진국 반열에 오르면서 치아와 잇몸 건강, 임플란트 시술 등 치과 영역에 대한 관심도 나날이 높아지고 있습니다.

그런데 정작 치과 진료실에 들어가 보면 전문 용어와 복잡한 절차에 멍해지기 마련입니다. 저희도 국립 치과 대학병원에서 대기하시는 환자분들을 배려하다 보니, 꼭 필요한 안내만 드리고 곧장 치료에 들어갈 수 밖에 없어서 안타까운 적이 많았습니다.

언젠가 '입 속에 벌레가 산다'고 오해하신 환자분이 잇몸 수술 후 모깃불처럼 연기를 피워 벌레를 없애려고 담배를 피다가 오시는 일이 생기기도 했습니다. 인터넷에 떠도는 검증되지 않은 정보가 마치 저희들이 퍼트린 것 같은 가짜 뉴스로 둔갑하면서 혼란이 벌어진 적도 있습니다.

그래서 진료실에서 다 전해 드리지 못했던 자세한 이야기를 담아서, 『대학병원에서 못다 한 치주염과 임플란트 이야기』 라는 책으로 펴내게 되었습니다. 어려운 용어 대신 쉬운 말로 풀어서, 실제 임상 경험과 검증된 연구 결과를 담았습니다.

이 책이 여러분의 구강 건강 관리에 도움이 되고, 백세 시대를 준비하는 여정에 든든한 동반자가 되길 진심으로 바랍니다.

김태일 · 황인경

감사의 글

이 책은 저자들만의 힘으로는 결코 완성될 수 없었습니다. 집필과 출판의 전 과정에서 아낌없는 성원과 도움을 주신 여러 분들께 진심으로 감사의 마음을 전합니다.

숙명여자대학교 이춘실 명예 교수님께 깊은 존경과 감사를 드립니다. 교수님의 넓은 식견과 세심한 조언은 이 책이 학문적 깊이와 독자의 흥미 사이에서 균형을 잃지 않도록 하는 토대가 되었습니다. 저희는 교수님이 학문 공동체의 선임 연구자로서 보여 주신 높은 안목과 따뜻한 성원에 큰 힘을 얻었습니다.

출판 과정에서는 XMLink 장혜숙 대표와 이현지 부대표 그리고 임직원 여러분의 전적이며 전문적인 지원이 있었습니다. 국내 최고 수준의 BITS (Book Interchange Tag Suite) 기반 출판 기술을 바탕으로 종이책과 전자책으로 동시에 편집, 조판, 출판하여, 이 책이 돋보이는 안정성과 완성도를 갖출 수 있었습니다.

ikp 황인권 대표와 임직원 여러분께서 보여 주신 국제적인 디자인 감각은 이 책의 외형과 구성에 새로운 생명력을 불어넣어 주셨습니다. 모던하면서도 미래 지향적인 디자인은 독자들이 이 책을 더욱 친근하게 받아들일 수 있게 해 주었습니다.

이 책을 공동으로 집필한 저희 두 사람은 각자의 가족분들께 깊은 감사를 드립니다. 집필 과정 내내 변함없는 관심과 따뜻한 조언으로 저희를 지지해 주었기에 이 책이 세상에 나올 수 있었으며, 가족들의 격려와 사랑이 저희를 움직인 가장 큰 원동력이었습니다.

이 자리를 빌려 다시 한번 모든 분들께 진심 어린 감사의 마음을 전합니다.

목차

추천의 글 · · · · · · · · · · · · · · · · · 5

시작의 글 · · · · · · · · · · · · · · · · ·11

감사의 글 · · · · · · · · · · · · · · · · 13

1. 치주 질환의 진단 · · · · · · · · · · 28

2. 치주 질환의 치료 · · · · · · · · · · 60

3. 치주 조직의 관리 · · · · · · · · · · 92

4. 치과 임플란트 · · · · · · · · · · · 124

5. 도움되는 치과 상식 · · · · · · · · 156

참고 문헌 · · · · · · · · · · · · · · · ·188

저자 소개 · · · · · · · · · · · · · · · ·202

1. 치주 질환의 진단

Q&A 1 · 30
치주 질환이 무슨 뜻인가요?

Q&A 2 · 32
치아를 둘러싼 조직에는 어떤 것들이 있나요?

Q&A 3 · 34
잇몸의 색깔 변화가 염증의 초기 신호인가요?

Q&A 4 · 36
색소가 침착되어서 잇몸 색깔이 바뀔 수도 있나요?

Q&A 5 · 38
치주 질환은 어떻게 분류하나요?

Q&A 6 · 40
치주 질환을 분류하는 방법이 왜 바뀌었나요?

Q&A 7 · 42
치주 질환의 주된 원인은 무엇인가요?

Q&A 8 · 44
전신 건강 상태도 치주 질환에 영향을 주나요?

Q&A 9 · 46
치은염과 치주염은 어떻게 다른가요?

Q&A 10 · 48
치주 질환을 방치하면 어떻게 되나요?

Q&A 11 · 50
치주 질환은 진행 정도에 따라 증상이 다르나요?

Q&A 12 · 52
치태와 치석이 어떻게 잇몸 염증을 일으키나요?

Q&A 13 · 54
당분이 치주 질환의 위험을 높이나요?

Q&A 14 · 56
영양 상태가 치주 질환에 어떤 영향을 주나요?

Q&A 15 · 58
어떤 만성 질환이 있으면 치주 질환이 잘 생기나요?

2. 치주 질환의 치료

Q&A 16 · 62
스케일링이 무엇인가요?

Q&A 17 · 64
치주 질환 치료의 첫 단계는 무엇인가요?

Q&A 18 · 66
스케일링을 받은 후 치아가 시린 이유는 무엇인가요?

Q&A 19 · 68
스케일링을 할 때마다 왜 치아 사이가 더 벌어지나요?

Q&A 20 · 70
스케일링을 받을 때 주의할 점이 있나요?

Q&A 21 · 72
치근활택술은 어떤 치료인가요?

Q&A 22 · 74
치주소파술은 어떤 치료인가요?

Q&A 23 · 76
비수술적 치주 치료와 수술적 치주 치료의
기준은 무엇인가요?

Q&A 24 · 78
수술적 치주 치료의 종류와 목적은 무엇인가요?

Q&A 25 · 80
치은절제술은 무엇인가요?

Q&A 26 · 82
치주판막수술은 언제 하나요?

Q&A 27 · 84
치주재생수술은 어떤 효과가 있나요?

Q&A 28 · 86
치주성형수술이란 무엇인가요?

Q&A 29 · 88
잇몸에 고름집이 생겼을 때는 어떻게 치료하나요?

Q&A 30 · 90
치주 질환은 약물만으로는 치료할 수 없나요?

3. 치주 조직의 관리

Q&A 31 · 94
올바른 칫솔질 방법은 무엇인가요?

Q&A 32 · 96
치약은 어떤 성분으로 만들어져 있나요?

Q&A 33 · 98
칫솔질을 세게 해야 잇몸 건강에 더 좋을까요?

Q&A 34 · 100
치실과 치간 칫솔은 꼭 사용해야 하나요?

Q&A 35 · 102
구강 세정제는 치주 질환 관리에 도움이 되나요?

Q&A 36 · 104
식사를 한 다음에 즉시 양치해야 되나요?

Q&A 37 · 106
구강 건강을 위해서는 하루에 물을 얼마나
마셔야 하나요?

Q&A 38 · 108
건강한 잇몸을 위해서는 잇몸 마사지를 해야 하나요?

Q&A 39 · 110
정기적인 치과 방문 주기는 어떻게 되나요?

Q&A 40 · 112
담배는 잇몸에 어떤 영향을 미치나요?

Q&A 41 · 114
정신적인 스트레스가 있으면 잇몸도 나빠지나요?

Q&A 42 · 116
당뇨병은 잇몸 건강에 어떤 작용을 하나요?

Q&A 43 · 118
잇몸 염증은 임신에 어떤 영향을 주나요?

Q&A 44 · 120
나이가 들수록 치주 조직이 변해 가나요?

Q&A 45 · 122
어린이도 치주 조직 관리를 해야 하나요?

4. 치과 임플란트

Q&A 46 · 126
임플란트 치료는 어떻게 하나요?

Q&A 47 · 128
임플란트는 다른 종류의 치과 보철물과
어떤 차이가 있나요?

Q&A 48 · 130
임플란트 치료를 받을 수 있는 적절한 나이가 있나요?

Q&A 49 · 132
임플란트에서 골유착은 어떻게 생기나요?

Q&A 50 · 134
임플란트 주위 조직은 자연 치아 주변 조직과
어떻게 다른가요?

Q&A 51 · 136
임플란트 주위에도 치주인대가 있나요?

Q&A 52 · 138
성공적인 임플란트 치료의 기준은 무엇인가요?

Q&A 53 · 140
임플란트는 어떤 기준으로 선택하나요?

Q&A 54 · 142
임플란트에도 염증이 생기나요?

Q&A 55 · 144
임플란트 주위염은 어떻게 치료하나요?

Q&A 56 · 146
임플란트 주위에 재생 치료를 하면 골유착을
재건할 수 있나요?

Q&A 57 · 148
임플란트 수술이 힘든 상황은 어떤 것들이 있나요?

Q&A 58 · 150
임플란트 치료 예정 환자는 발치하고 기다리기만
하면 되나요?

Q&A 59 · 152
발치 당일에 임플란트를 심는 것도 가능한가요?

Q&A 60 · 154
임플란트 주위에 생기는 치태는 어떻게 관리하나요?

5. 도움되는 치과 상식

Q&A 61 · 158
치과 명의는 어떻게 찾을 수 있나요?

Q&A 62 · 160
껌을 씹는 것이 구강 건강에 도움이 되나요?

Q&A 63 · 162
치과 치료 전에 항생제 처방이 필요한
경우가 있나요?

Q&A 64 · 164
발치의 기준은 무엇인가요?

Q&A 65 · 166
외상성 교합은 치주 조직에 어떤 영향을 주나요?

Q&A 66 · 168
치주 조직을 건강하게 만드는 영양소가 있을까요?

Q&A 67 · 170
왜 입냄새가 나나요?

Q&A 68 · 172
전동 칫솔이 구강 건강을 유지하는 데
도움이 되나요?

Q&A 69 · 174
오일 풀링이 치아와 잇몸 건강에 도움이 되나요?

Q&A 70 · 176
침은 구강 내 환경에 어떤 영향을 끼치나요?

Q&A 71 · 178
혀를 닦으면 암을 예방할 수 있나요?

Q&A 72 · 180
임플란트가 금속 알레르기를 일으키지는 않나요?

Q&A 73 · 182
임플란트는 씹는 감각이 자연 치아와 다른가요?

Q&A 74 · 184
치주 질환이 심해도 임플란트를 할 수 있나요?

Q&A 75 · 186
레이저가 치주 치료와 임플란트 치료에
도움이 되나요?

그림 목차

그림 1. 치주 질환이 진행된 잇몸 · · · · · · · · · · · · 31

그림 2. 치주 조직을 이루는 요소 · · · · · · · · · · · · 33

그림 3. 변형 바스법의 적용 방법 · · · · · · · · · · · · 95

표 목차

표 1. 잇몸 건강 자가 확인표 · · · · · · · · · · · · · 35

표 2. 치주 질환을 유발하는 대표적인 세균들 · · · · 43

표 3. 치약의 주요 성분 · · · · · · · · · · · · · · · 97

표 4. 구강 세정제의 종류와 효과 · · · · · · · · · · 103

표 5. 치아 동요도 · · · · · · · · · · · · · · · · · 165

표 6. 치근 분지부 병소 · · · · · · · · · · · · · · · 165

표 7. 침의 역할 · · · · · · · · · · · · · · · · · · 177

- 치주질환
- 잇몸염증
- 치태
- 치석
- 조직구조
- 색깔변화
- 분류기준
- 원인인자
- 전신건강
- 진행단계

1. 치주 질환의 진단

Q&A 1

치주 질환이 무슨 뜻인가요?

1. 치주 질환의 정의
   - 치주 질환은 치아 자체에 생기는 질병이 아닙니다.
   - 치아를 둘러싼 조직에 염증이나 손상이 생기는 것을 치주 질환이라고 합니다 (그림 1).

2. 용어의 어원
   - '치(齒)'는 치아를, '주(周)'는 주변을 뜻합니다.
   - '치주(齒周)'는 치아 주변 조직을, '질환(疾患)'은 병을 뜻하므로, 치주 질환은 치아 주변 조직의 병을 의미합니다.

3. 일상 언어와 전통적 명칭
   - 전문 용어인 '치주 질환'은 일반적으로 '잇몸병'이라고 부릅니다.

- 옛날 우리 선조들은 '풍치(風齒)'라고도 했는데, 이는 바람만 불어도 치아가 흔들린다는 뜻으로 널리 사용되던 명칭입니다.

4. 유병률과 최근 추세

- 2023년 발표된 연구에 따르면, 2011년부터 2020년 사이 성인의 약 62%가 치주 질환을 경험했으며, 그중 약 23.6%는 중증 치주염 Periodontitis (Q&A 9 참조) 단계였습니다 [참고문헌 1].
- 이는 그전에 알려졌던 통계치보다 안 좋은 결과로, 치주 질환에 대한 더 많은 주의가 필요합니다.

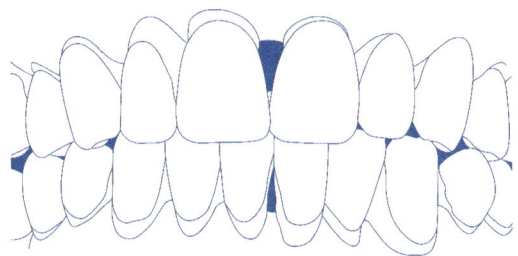

그림 1. 치주 질환이 진행된 잇몸

Q&A 2

치아를 둘러싼 조직에는 어떤 것들이 있나요?

치아는 단순히 혼자 서 있는 것이 아니라, 여러 조직들이 주변에서 치아를 지탱해 주고 있기 때문에 제자리를 유지할 수 있습니다. 이러한 치아 주변의 조직을 치주 조직이라고 부르는데, 다음과 같이 크게 네 종류로 구성되어 있습니다 (그림 2).

1. 치은
- 치아를 둘러싸고 있는 연한 살로 된 잇몸 조직입니다.
- 음식물 찌꺼기와 세균이 치아 뿌리 쪽으로 침투하는 것을 막아 줍니다.

2. 치조골
- 잇몸 안쪽에 있으면서 치아 뿌리를 감싸고 있습니다.
- 치아를 지지하는 턱뼈 조직의 일종입니다.

3. 백악질
- 치아 뿌리에 있는 표면을 덮고 있는 단단한 조직입니다.
- 치주인대를 통해 치조골과 연결됩니다.

4. 치주인대
- 치아 뿌리 표면에 있는 백악질과 치조골을 연결하는 섬유 조직입니다.
- 외부 충격을 흡수하고 치아를 유연하게 지지합니다.

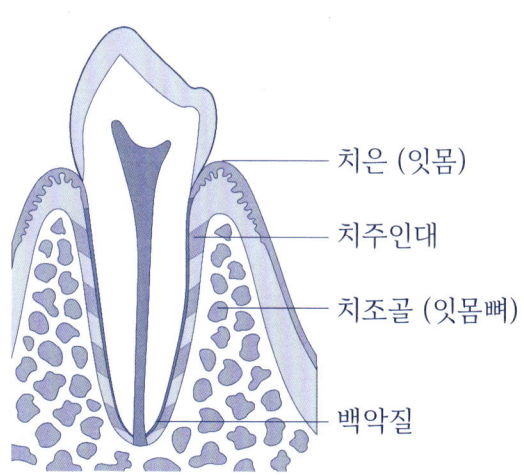

그림 2. 치주 조직을 이루는 요소

Q&A 3

잇몸의 색깔 변화가 염증의 초기 신호인가요?

잇몸 색깔은 구강 건강 상태를 가늠할 수 있는 중요한 신호입니다. 평소에 자주 보지 않더라도 거울을 통해 체크하면 이상 여부를 빠르게 알아차릴 수 있습니다 (표 1).

1. 건강한 잇몸

- 보통 연한 분홍빛을 띠며, 표면이 매끄럽고 단단합니다.
- 잇몸과 치아 사이에 염증으로 인한 부종이나 출혈이 없습니다.
- 칫솔질할 때 통증이나 불편감이 없습니다.

2. 염증이 생긴 잇몸
- 붉게 변하거나 심할 경우 검은 색을 띠기도 합니다.
- 손가락으로 눌렀을 때 쉽게 붓거나 칫솔질을 할 때 출혈이 있고 통증이나 당김 증상이 나타날 수 있습니다.
- 이러한 변화는 치주 질환의 초기 신호일 수 있어서 주의가 필요합니다.

표 1. 잇몸 건강 자가 확인표

잇몸 상태	정상	이상 징후
색깔	연한 분홍빛	붉거나 검은 빛
분포	전체적으로 균일함	부분적으로 얼룩덜룩함
느낌	아프거나 불편하지 않음	아프고 붓고 시림
출혈	칫솔질이나 식사 때 피나지 않음	칫솔질이나 식사 때 피가 남

Q&A 4

색소가 침착되어서 잇몸 색깔이 바뀔 수도 있나요?

잇몸 색이 변한 이유가 모두 염증 때문만은 아닙니다. 경우에 따라서는 색소 침착이 원인일 수도 있습니다.

1. 생리적 멜라닌 Melanin 색소 침착

- 멜라닌은 피부와 점막 속에 원래 존재하는 색소로, 사람마다 양이나 분포가 달라 잇몸이 자연스럽게 짙은 갈색이나 회갈색으로 보일 수 있습니다.
- 특히 동양인이나 피부색이 어두운 사람에게 흔하며, 잇몸 건강에는 전혀 문제가 없습니다.

2. 아말감 Amalgam 치료에 의한 색소 침착
- 치과 치료를 할 때 아말감으로 충전을 했던 부위의 색소가 일부 잇몸으로 이동하면서 푸르스름하거나 회색빛을 띠는 현상이 발생할 수 있습니다.
- 이것은 '아말감 문신 Amalgam Tattoo'이라고도 불리며, 특별한 통증이나 염증 없이 잇몸 색만 변하는 경우입니다.

이 두 가지 모두 염증과 무관하게 색소 자체가 잇몸 조직에 스며들어 생기는 현상입니다. 그러므로 통증이나 출혈 또는 부종 등의 염증 증상이 동반되지 않으면 크게 걱정하지 않아도 됩니다.

Q&A 5

치주 질환은 어떻게 분류하나요?

치주 질환은 2018년 이후 더 이상 환자의 나이를 기준으로 분류하지 않고, 질환의 손상 정도와 진행 속도를 토대로 평가합니다 [참고문헌 2].

1. 단계

치주 조직이 얼마나 손상되었는지를 기준으로 I에서 IV까지 네 단계로 나눕니다.

- I 단계: 잇몸 염증이 가벼워 잇몸 출혈이 주로 나타나며, 치조골 손상은 거의 없거나 경미합니다.
- II 단계: 잇몸과 치주인대 손상이 진행되어 치아 주위의 잇몸에 3–4 mm 깊이의 치주낭이 생길 수 있습니다.

- III 단계: 치조골 손상이 심해 치아 사이 공간이 넓어지고, 치아가 흔들리기 시작합니다.
- IV 단계: 치조골 파괴가 광범위하여 씹는 기능이 크게 떨어지고, 위아래 턱이 맞물리는 관계에 불균형이 생길 수 있습니다.

2. 등급

치주 질환이 얼마나 빠르게 진행되는지를 A부터 C까지 세 등급으로 나눠 평가합니다.
- A 등급: 진행 속도가 느리고, 염증의 흔적이나 위험 인자가 거의 없는 안정적인 상태입니다.
- B 등급: 평균적인 진행 속도로, 흡연과 당뇨병 등 경미한 위험 인자가 함께 있을 수 있습니다.
- C 등급: 빠른 진행 속도로, 중증 흡연자나 조절되지 않는 당뇨병 환자 등 주요 위험 인자가 있는 경우에 해당합니다.

Q&A 6

치주 질환을 분류하는 방법이 왜 바뀌었나요?

발전된 치의학의 성과로 도입된 새로운 치주 질환 분류 체계 (Q&A 5 참조) 는 다음과 같은 장점을 가지고 있습니다.

1. 손상 정도에 따른 단계
   - 기존에는 '성인형'이나 '소아형'처럼 연령별로 구분했지만, 이제는 치주 조직이 얼마나 손상되었는지를 중심으로 I 단계에서 IV 단계까지 나눕니다.
   - 이렇게 하면 나이에 상관없이 동일한 증상을 가진 환자가 비슷한 단계로 구분되어 맞춤 치료가 가능합니다.

2. 진행 속도와 위험도를 고려한 등급
   - 예전에는 '만성 치주염'과 '급성 치주염'으로 단순하게 구분했었습니다.

- 새 분류법에서는 A 등급부터 C 등급까지 염증이 어떻게 진행되는지를 알려 줍니다.

3. 더 명확해진 치료 계획
   - 새 분류법은 손상 범위와 복잡성을 기준으로 치주 질환을 나눕니다.
   - 이러한 단계별 분류 덕분에 환자는 어떤 치료가 필요한지, 얼마나 자주 내원해야 하는지를 더 구체적으로 파악할 수 있습니다.

4. 환자 맞춤형 관리의 강화
   - 새로운 분류법에서는 당뇨병과 흡연 등 치주 질환의 위험 인자를 함께 고려합니다.
   - 예를 들어 당화혈색소 HbA1c 수치나 흡연 여부에 따라 등급이 달라질 수 있기 때문에, 환자의 전신 건강 상태를 개선하면서 치료의 효과를 높일 수 있습니다.

Q&A 7

치주 질환의 주된 원인은 무엇인가요?

치주 질환은 치아 표면에 달라붙은 치태와, 그 치태가 굳어서 만들어진 치석에 서식하는 악성 세균이 가장 큰 원인입니다. 치주 질환을 유발하는 대표적인 악성 세균 세 종류는 다음과 같습니다 (표 2).

1. 포르피로모나스 진지발리스 *Porphyromonas gingivalis*
   - 가장 악성 치주 질환 원인균 중 하나입니다.
   - 잇몸 깊숙이 침투해 염증을 촉발합니다.

2. 트레포네마 덴티콜라 *Treponema denticola*
   - 단백질 분해 효소를 분비해서 치주 조직을 파괴합니다.
   - 이 세균은 나선 모양으로 움직입니다.

3. 태너렐라 포시시아 *Tannerella forsythia*

- 이 세균은 염증이 심한 경우에 발견됩니다.
- 다른 세균들과 함께 작용해서 치주 질환을 악화시킵니다.

표 2. 치주 질환을 유발하는 대표적인 세균들

세균 종류	손상 기전
포르피로모나스 진지발라스 *Porphyromonas gingivalis*	독소를 분비해서 치주 조직을 파괴하고 면역 반응 교란
트레포네마 덴티콜라 *Treponema denticola*	단백질 분해 효소를 분비하여 조직 파괴 촉진
태너렐라 포시시아 *Tannerella forsythia*	다른 악성 세균과 협력하여 치주 조직 파괴를 가속화

Q&A 8

전신 건강 상태도 치주 질환에 영향을 주나요?

우리 입속에는 사람에 따라 500종에서 1,000종에 이르는 세균이 서식합니다. 다행히 대부분은 해가 없는 균들이어서, 신체적으로 건강하고 면역력이 충분할 때는 입속 세균이 균형을 이루며 치주 조직도 건강하게 유지됩니다. 그런데 전신 건강 상태가 나빠지면 구강 내 균형이 깨지고 잇몸을 지키는 힘이 약해져 치주 질환이 생길 위험이 높아집니다.

1. 해로운 세균 증식
   - 전신 건강이 좋지 않으면 면역 체계가 약화되어 해로운 세균이 빠르게 늘어납니다.
   - 이들이 잇몸 사이에 쌓여 염증을 유발하면 치주 질환으로 발전하기 쉽습니다.

2. 면역력 저하

- 감기나 만성 질환 등으로 전신 면역력이 떨어지면 백혈구 Leukocyte 나 대식 세포 Macrophage 같은 방어 세포가 제 기능을 하지 못합니다.
- 결과적으로 잇몸 조직을 보호하지 못해 작은 자극에도 염증이 심해질 수 있습니다.

3. 전신 질환의 악영향

- 당뇨병, 심혈관 질환, 자가 면역 질환 같은 만성 질환은 잇몸 혈관 기능을 떨어뜨리고 염증 반응을 과도하게 만듭니다.
- 이로 인해 치주 조직의 파괴가 빠르게 진행되고 치료가 더 어려워집니다.

4. 영양 불균형

- 단백질이나 비타민이 부족하면 잇몸 재생과 면역 기능이 약화됩니다.
- 영양 상태가 나빠지면 조직 회복 능력이 떨어져 염증이 오래가고, 치주 질환으로 악화될 가능성이 커집니다.

Q&A 9

치은염과 치주염은 어떻게 다른가요?

치은염 Gingivitis 과 치주염 Periodontitis 은 치은에 염증이 생긴다는 점에서는 비슷하지만, 염증 범위와 주요 증상 면에서 다음과 같이 큰 차이가 있습니다.

1. 치은염
- 치은에만 국한된 염증입니다.
- 잇몸이 붉어지고 부어 오릅니다.
- 칫솔질할 때 잇몸에서 피가 납니다.
- 통증은 거의 없거나 경미합니다.

2. 치주염
- 치은뿐 아니라 치조골, 치주인대, 백악질 등 치아를 지지하는 모든 조직에 염증과 손상이 진행된 상태입니다.
- 치은이 흡수되어 치아 뿌리가 드러나 보입니다.
- 치은과 치아 사이에 치주낭이 생기고 염증이 계속됩니다.
- 치아가 흔들리고, 심하면 치아가 빠집니다.

치은염은 통증이 별로 없어서 무심코 지나치기 쉽지만, 이러한 치은염이 치료되지 않고 시간이 흐르면 염증이 잇몸 속 깊은 곳까지 번져 치조골까지 침범하면서 치주염으로 진행되는 일이 흔합니다.

Q&A 10

치주 질환을 방치하면 어떻게 되나요?

치주 질환을 방치하면 다음과 같은 문제들이 차례로 나타납니다.

1. 치조골 흡수

- 염증이 치조골까지 퍼지면서 뼈가 서서히 녹아 없어집니다.
- 치아를 단단히 지지하던 치조골이 흡수되면서 치아가 불안정해집니다.

2. 고름 형성

- 치은과 치아 사이에 생긴 치주낭 안에 세균이 증식하며 고름이 생깁니다.
- 이로 인해 통증과 구취가 심해질 수 있습니다.

3. 치아 흔들림
- 치주 질환이 방치되어 조직이 파괴되면 치아가 흔들리기 시작합니다.
- 음식물을 씹을 때 불안정함을 느끼고, 심하면 씹는 힘을 제대로 줄 수 없게 됩니다.

4. 치료 곤란
- 치주 질환은 가끔 통증이 일시적으로 사라지기도 해서, 증상이 나아진 것 같다고 오해하기 쉽습니다.
- 이 때문에 치료를 미루다 병이 더 깊어져 회복이 어려워질 수 있습니다.

5. 치아 상실
- 치조골 손상이 지속되고 주위 조직 파괴가 심해지면 결국 치아가 빠지게 됩니다.
- 결국 외모와 발음에 문제가 생기고 식사도 힘들어집니다.

Q&A 11

치주 질환은 진행 정도에 따라 증상이 다르나요?

치주 질환은 염증이 얼마나 깊이 그리고 얼마나 오래 진행되었는지에 따라 나타나는 증상이 조금씩 달라지며, 다음과 같이 세 단계에 걸쳐서 증상이 변화합니다.

1. 초기 단계
   - 잇몸이 붓고 붉어집니다.
   - 칫솔질할 때 잇몸에서 피가 납니다.
   - 가끔 가려운 느낌이 있지만 통증은 거의 없고 치아도 흔들리지 않습니다.

2. 중간 단계
   - 염증이 잇몸 속으로 본격적으로 퍼져 나갑니다.

- 잇몸선이 내려앉아 치아 뿌리 일부가 노출되기 시작합니다.
- 치아가 시린 느낌이 생기기 시작합니다.

3. 진행 단계
- 치조골이 흡수되어 잇몸 높이가 낮아지고 치아가 길어진 것처럼 보입니다.
- 치아가 흔들리거나 덜렁거립니다.
- 심한 경우에는 식사할 때마다 통증을 느끼게 됩니다.

Q&A 12

치태와 치석이 어떻게 잇몸 염증을 일으키나요?

치태와 치석이 잇몸에 염증을 일으키는 과정은 대개 다음과 같이 세 단계로 진행됩니다.

1. 칫솔질을 안해서 치태 형성

- 식사 후 칫솔질을 안하고 관리를 소홀히 하면, 치아 표면에 세균과 음식물 찌꺼기가 엉겨 붙은 얇은 막인 치태가 생깁니다.
- 하루 이틀이 지나도록 칫솔질을 제대로 하지 않으면 치태가 점점 두꺼워집니다.

2. 치태 석회화로 치석 형성

- 제때 제거되지 않은 치태에 침 속에 있는 무기질 성분이 섞이면서 굳어져 생긴 단단한 덩어리를 치석이라고 부릅니다.

- 치석은 표면이 거칠고, 잇몸과 치아 사이의 틈을 뚫고 내려가면서 눈에는 안보이는 치아 뿌리 부분에 단단히 붙을 수 있습니다.
- 이렇게 생긴 치석은 칫솔이나 치실로는 제거가 불가능합니다.

3. 세균과 독소에 의한 염증 촉발
- 치태와 치석 표면에는 세균이 더욱 쉽게 달라붙습니다.
- 세균은 성장 과정에서 독소와 염증 유발 물질들을 배출합니다.
- 이러한 세균들과 독소들이 잇몸 조직을 자극하여 잇몸이 붓고 충혈되면서 점차로 염증 반응이 잇몸 속으로 퍼져 나가게 됩니다.

Q&A 13

당분이 치주 질환의 위험을 높이나요?

그동안 당분은 주로 충치의 원인으로 알려져 왔는데, 2020년 덴마크 연구에서 설탕이 들어간 식음료의 빈번한 섭취가 치주 질환 위험을 크게 높인다고 밝혔습니다 [참고문헌 3]. 당분이 치주 질환을 촉진하는 과정을 살펴보면 다음과 같습니다.

1. 치태 속 세균에 영양 공급
   - 당분이 남아 있는 치아 표면에 입 속에 있는 세균이 달라붙어 치태를 형성합니다.
   - 설탕이나 시럽이 든 음료를 자주 마시면 세균이 당분을 영양분 삼아 빠르게 증식합니다.

2. 산과 독소 생성으로 잇몸 자극

- 증식한 세균은 당분을 분해하면서 산과 독소를 배출합니다.
- 산성 환경이 잇몸 조직을 자꾸 자극하면 잇몸이 붓고, 세균과 독소로 인해 염증이 심해집니다.

3. 치주 조직 염증 악화

- 잇몸 염증이 깊어지면 치조골과 치주인대 같은 지지 조직까지 함께 손상됩니다.
- 치아와 잇몸 사이에 치주낭이 생기면서, 세균이 더 잘 자라게 되어 치주 질환이 빠르게 진행됩니다.

4. 전신 대사 영향과 면역 기능 저하

- 과도한 당분 섭취로 혈당이 높아지면 전신 염증 수치가 올라가고 면역력이 떨어집니다.
- 면역력이 약해지면 치주 조직을 보호하는 방어 세포 기능도 떨어져 치주 질환이 생길 위험이 높아지게 됩니다.

Q&A 14

영양 상태가 치주 질환에 어떤 영향을 주나요?

영양 상태가 좋지 않으면 잇몸 조직을 지키는 힘이 약해져 치주 질환 위험이 높아집니다. 구체적인 상황별로 살펴보면 다음과 같습니다.

1. 단백질 결핍
- 단백질은 우리 몸에서 백혈구 Leukocyte 와 대식 세포 Macrophage 같은 면역 세포를 만드는 원료입니다.
- 단백질이 부족하면 이 세포들의 기능이 떨어져 잇몸 염증이 생겼을 때 회복이 느려지고 염증이 심해지기 쉽습니다.

2. 비타민 결핍
- 비타민은 잇몸 건강 유지와 상처 치유에 꼭 필요합니다.
- 비타민 C가 부족하면 교원질 합성이 제대로 이루어지지 않아 잇몸이 쉽게 부어 오르고 출혈이 잦아집니다.
- 비타민 B가 부족하면 구강 점막이 약해져 잇몸 염증이나 궤양이 잘 생깁니다.
- 비타민 D가 부족하면 면역력이 약해지고 칼슘 흡수도 줄어들어 세균 감염에 더 취약해집니다.

3. 무기질 결핍
- 칼슘과 인 같은 무기질은 치조골과 치아 구조를 단단하게 유지시키는 역할을 합니다.
- 무기질이 부족하면 뼈가 약해지고 지지 조직이 쉽게 손상되어, 치주 질환이 생길 가능성이 높아집니다.

Q&A 15

어떤 만성 질환이 있으면 치주 질환이 잘 생기나요?

여러 연구에서 특정한 만성 질환이 치주 질환이 생길 위험을 높인다는 사실이 밝혀졌습니다 [참고문헌 4]. 대표적으로 치주 질환에 영향을 주는 만성 질환 세 가지를 들자면 다음과 같습니다.

1. 당뇨병

- 고혈당이 지속되면 잇몸 주변의 작은 혈관이 손상되고, 면역 세포 기능이 떨어져 세균 감염에 취약해집니다.
- 이로 인해 잇몸에 염증이 더 쉽게 생기고, 한 번 생긴 염증이 잘 가라앉지 않아 치주 질환이 생길 가능성이 높아집니다.

2. 심혈관 질환

- 심혈관 질환이 있으면 전신 염증 수치가 올라가고 잇몸 조직에도 염증 매개체가 많이 공급됩니다.
- 치주염 Periodontitis (Q&A 9 참조) 으로 생성된 염증 물질이 혈관을 타고 전신을 돌며 심혈관 건강을 악화시키기도 하는데, 이런 악순환 속에서 잇몸 염증이 점점 더 심해집니다.

3. 골다공증

- 골다공증으로 인해 뼈의 밀도가 낮아지면 치아를 지지하는 치조골도 약해집니다.
- 치조골이 평소보다 쉽게 흡수되면서 치아가 덜렁거리며 흔들리게 되고, 작은 잇몸 염증이라도 빠르게 진행되어 치주염으로 악화될 가능성이 커집니다.

- 스케일링
- 치근활택술
- 치주소파술
- 비수술치료
- 수술치료
- 치은절제술
- 치주판막수술
- 치주재생수술
- 치주성형수술
- 약물치료

2. 치주 질환의 치료

Q&A 16

스케일링이 무엇인가요?

스케일링 Scaling 은 '크기나 비율을 조절한다'는 뜻으로, 여러 분야에서 다음과 같이 다양한 의미로 사용됩니다.

1. 음악에서의 스케일링

- 음계를 의미하며, 도·레·미·파·솔·라·시를 일정한 음정 간격으로 나눈 것을 가리킵니다.

2. 지도에서의 스케일링

- 실제 거리와 지도상의 거리를 일정한 비율로 표시하는 축척을 뜻합니다.

3. 컴퓨터 그래픽에서의 스케일링

- 이미지나 도형의 크기를 확대하거나 축소하는 작업을 말합니다.

4. 데이터 분석에서의 스케일링
- 서로 다른 단위의 데이터를 같은 기준으로 맞추거나 범위를 일정한 구간으로 변환하는 과정입니다.

5. 치의학에서의 스케일링 (Q&A 17 참조)
- 치아 표면과 잇몸 사이에 붙은 치태와 치석을 전문 기구로 제거하는 치료를 말합니다.
- 치석제거술이라고도 하며, 구강 위생을 회복하고 잇몸 염증을 치료하는 필수적인 비수술적 치주 치료입니다.

이처럼 스케일링은 분야마다 구체적인 대상과 방법은 다르지만, 모두 '크기나 비율 또는 단위를 조정하거나 불필요한 것을 제거해 원래 상태를 회복한다'는 공통된 개념을 갖고 있습니다.

Q&A 17

치주 질환 치료의
첫 단계는 무엇인가요?

치주 질환을 치료하기 위해 제일 처음하는 치료가 바로 스케일링 Scaling 이며, 그 근거는 다음의 세 가지입니다.

1. 염증 유발 인자 제거

- 잇몸 염증을 일으키는 주된 원인인 치태와 치석은 스케일링으로만 제거할 수 있습니다.
- 스케일링으로 치태와 치석을 깨끗이 제거해야만 잇몸 조직이 회복을 시작할 수 있습니다.

2. 잇몸 상태 진단의 기초 마련

- 치석을 제거한 후 잇몸이 어떻게 반응하는지를 관찰해야 염증의 깊이와 범위를 정확히 알 수 있습니다.

- 스케일링을 받기 전과 받은 후에 치주낭의 깊이와 출혈 여부를 비교하면, 추가적인 치료 단계가 필요한지 판단할 수 있습니다.

3. 맞춤형 치료 계획 수립
- 스케일링 후 초기 반응을 바탕으로 앞으로의 치료 범위와 우선 순위를 정하게 됩니다.
- 치조골 손실이 경미하면 스케일링 치료만으로도 충분하지만, 손상이 심하면 추가적으로 외과적인 치료를 계획하게 됩니다.

Q&A 18

스케일링을 받은 후
치아가 시린 이유는 무엇인가요?

스케일링 Scaling (Q&A 17 참조) 후 치아가 시린 것은 드물지 않은 정상 반응이며, 치료가 잘못된 것은 아닙니다. 구체적으로 그 이유를 살펴보면 다음과 같습니다.

1. 상아질 노출

- 스케일링으로 치아 표면과 잇몸 경계에 쌓여 있던 치태와 치석을 제거하면, 잇몸이 약간 내려앉으면서 평소 덮여 있던 상아질이 드러날 수 있습니다.
- 상아질에는 상아 세관 Dentinal Tubule 이라는 미세한 통로가 있어서 외부 자극이 치아 속의 신경까지 전달됩니다.

2. 신경 과민 반응

- 열린 상아 세관을 통해 찬물이나 찬 공기, 그리고 당분 등의 느낌이 신경에 쉽게 닿으면서 시린 느낌이 생깁니다.
- 이러한 시린 느낌은 잇몸이 안정화되면서 서서히 줄어들며, 대개 스케일링 후 1-2주 내에 사라집니다.

3. 정상적인 회복 과정

- 스케일링 후 치아가 시리게 느껴지는 것은 치료 과정의 오류가 아니라 잇몸이 회복되는 과정에서 나타나는 일시적 현상입니다.
- 시린 느낌이 심할 때는 전용 약제가 함유된 치약을 사용하거나, 치과에서 불소 도포나 레진 치료 같은 전문 치료를 받으면 빠르게 호전됩니다.

Q&A 19

스케일링을 할 때마다 왜 치아 사이가 더 벌어지나요?

치아 사이가 스케일링 Scaling (Q&A 17 참조) 후에 더 벌어진 것처럼 느껴지는 것은, 실제로 치아가 움직인 것이 아니라 숨겨져 있던 빈틈이 드러나고 잇몸이 안정되면서 나타나는 현상으로 다음과 같은 요인들 때문입니다.

1. 치석이 있던 공간의 노출

- 스케일링 전에는 치아 사이에 딱딱하게 굳은 치석이 꽉 들어차 틈을 막아 주는 역할을 했습니다.
- 스케일링으로 이러한 치석이 모두 제거되면, 본래 치아 사이에 있던 작은 간격이 그대로 드러나면서, 치아 사이가 벌어진 것처럼 보이게 됩니다.

2. 염증 해소로 잇몸 높이 변화

- 잇몸이 염증으로 부어 있을 때는 잇몸 부피가 늘어나 치아 사이의 간격이 눈에 덜 띕니다.
- 스케일링 후 염증이 가라앉고 잇몸이 정상 위치로 내려오면, 잇몸 경계 아래에 있던 치아 뿌리 부분도 일부 보이면서 간격이 더 두드러져 보입니다.

3. 치아 이동이 아닌 시야 변화

- 스케일링은 치아 배열을 바꾸는 시술이 아니므로, 치료 자체로 치아가 움직이는 것은 아닙니다. 치료 이후에 변화된 치아의 모습이 생소하게 보이는 것일 뿐입니다.
- 오히려 잇몸과 치아를 둘러싼 조직이 건강해지면 장기적으로 치아 지지가 강화되어 안정성이 높아집니다.

Q&A 20

스케일링을 받을 때 주의할 점이 있나요?

스케일링 Scaling (Q&A 17 참조) 은 치주 질환을 치료하는 가장 기본적인 비수술적 치료법입니다. 특별히 주의해야 할 사항은 없으나, 다음과 같은 환자들은 치료 전 사전 확인이 필요합니다.

1. 건강 상태 및 복용 약물 사전 알림

- 심장 스텐트 수술 또는 심장 판막 수술을 받은 환자는 감염성 심내막염 Infective Endocarditis 을 예방하기 위해서, 항생제를 처방받아 미리 먹은 후 최소한 1시간 정도 지난 다음에 스케일링을 받아야 합니다.
- 인공 심장을 달고 있는 환자의 경우에는 치과에서 사용하는 초음파 치석 제거기가 인공 심장에 부작용을

일으킬 수도 있기 때문에, 반드시 수동 치석 제거 기구를 사용해서 스케일링을 받아야 합니다.

2. 정확한 진단 확인 및 치료 계획 이해

- 본인의 잇몸 염증 상태가 스케일링 치료만으로 충분한지, 아니면 외과적 치주 치료를 받기 전에 초기 기본 치료로서 스케일링을 받는 것인지 미리 알고 있어야 합니다.
- 이렇게 되면 치료 범위를 정확히 알게 되어 불안감도 줄고 치료 효과도 높일 수 있습니다.

3. 치료 중 과민 반응 관리

- 스케일링을 받는 도중 통증과 불편감이 심하다면 진료 도중이라도 치과 의사에게 알려야 합니다.
- 이때 치과 의사는 잇몸 표면 마취나 진정 요법 등 추가로 안정적인 치료 방법을 모색할 수 있습니다.

Q&A 21

치근활택술은 어떤 치료인가요?

치근활택술 Root Planing 은 스케일링 Scaling (Q&A 17 참조) 을 시행한 후에도 잇몸 속 깊은 곳에 남아있는 치태와 치석을 깨끗이 없애고, 치아 뿌리 표면을 매끈하게 다듬는 비수술적인 치료입니다.

1. 치료 과정

- 잇몸 주변을 국소 마취한 뒤 전용 기구로 잇몸 안쪽의 치아 표면에 남아있는 치태와 치석을 제거합니다.
- 그 후 거칠게 되어있는 치아 뿌리 표면을 부드럽고 매끈하게 만듭니다.

2. 기대 효과

- 거친 치아 뿌리 표면에는 세균이 쉽게 달라붙어 잇몸 염증이 반복적으로 생기게 됩니다.
- 치아 뿌리 표면을 매끈하게 다듬으면 세균이 덜 붙어 염증이 줄고, 잇몸이 치아를 더 단단히 지지하게 됩니다.

3. 치료 후 과정

- 치근활택술 후 일주일 동안은 찬물이나 찬 바람에 치아가 시린 느낌이 있을 수 있습니다.
- 이 때 칫솔질을 부드럽게만 하면 자연적으로 회복되는데, 시린 증상이 너무 심하다면 치아 표면 도포 치료 등 민감증을 감소시키는 치료를 추가로 받아야 합니다.

Q&A 22

치주소파술은 어떤 치료인가요?

치주소파술 Subgingival Curettage 은 잇몸 염증을 치료하는 비수술적인 치료법 중 하나로, 치주낭 안쪽의 염증성 조직과 세균 덩어리를 특수한 기구로 긁어서 제거하는 치료입니다.

1. 시행 목적

- 치주소파술은 잇몸과 치아 사이에 생긴 치주낭 안쪽에 있는 염증 조직을 물리적으로 제거합니다.
- 이렇게 해서 건강한 잇몸 조직이 다시 형성되도록 합니다.

2. 치료 과정

- 치주소파술은 특수한 용도로 제작된 기구인 치주 소파 기구를 사용해서 치주낭 안의 염증성 조직을 긁어내는 치료입니다.

- 일반적으로 스케일링 Scaling (Q&A 17 참조) 이나 치근활택술 Root Planing (Q&A 21 참조) 과 함께 시행하기도 합니다.

3. 일반적인 치주 질환 치료와의 차이점

- 2021년 연구 결과에서는 치주소파술과 치근활택술을 병행할 경우에 잇몸 염증과 출혈, 그리고 치주낭 깊이 등이 감소되었음이 밝혀졌습니다 [참고문헌 5].
- 일부 임상 지침에서는 치주소파술을 단독으로 시행했을 때의 장점이 명확하지 않아서, 스케일링 및 치근활택술만으로도 충분한 효과가 있다고 권고하기도 합니다 [참고문헌 6].

Q&A 23

비수술적 치주 치료와 수술적 치주 치료의 기준은 무엇인가요?

심하지 않은 치주염 Periodontitis (Q&A 9 참조), 즉 I, II 단계 치주염이면서 A 나 B 등급 정도라면 (Q&A 5, 6 참조), 비수술적인 치료만으로도 충분할 수 있습니다. 그런데 조직 파괴가 많이 되어있는 III, IV 단계이거나 C 등급 치주염이라면, 이미 염증이 눈으로 보이지 않는 깊은 부분까지 침투해있는 상태여서 수술적인 치주 치료를 꼭 해야 합니다 [참고문헌 7].

1. 비수술적 치주 치료 기준

- 치아와 잇몸 사이에 생긴 치주낭 깊이가 4 mm 이하인 경우에는 비수술적 치주 치료를 합니다.
- 방사선 사진상 치조골 파괴가 경미하거나 초기 단계 치주염에 해당할 때에는 비수술적 치주 치료로 충분합니다.

- 스케일링 Scaling (Q&A 17 참조) 과 치근활택술 Root Planing (Q&A 21 참조) 그리고 치주소파술 Subgingival Curettage (Q&A 22 참조) 등의 시술 후에 염증이 잘 가라앉을 것으로 기대되는 상태에서는 비수술적 치주 치료를 시행합니다.
- 치아의 흔들림이 없거나 아주 경미해서 치주 조직이 비교적 건강할 때에는 비수술적 치주 치료를 하게 됩니다.

2. 수술적 치주 치료 기준

- 치아와 잇몸 사이에 생긴 치주낭의 깊이가 5 mm 이상이어서 비수술적 치주 치료 방법으로는 제거가 어려운 경우에 수술적 치주 치료 (Q&A 24 참조) 를 하게 됩니다.
- 방사선 사진에서 명확한 치조골 손상이 보이거나 조직 재생이 필요한 경우에 수술적 치주 치료를 해야 합니다.
- 비수술적 치주 치료 후에도 치주낭 깊이와 염증이 호전되지 않을 때에는 수술적 치주 치료가 필요합니다.
- 치아 흔들림이 심해서 추가적인 외과적 치료가 필요할 때에는 수술적 치주 치료를 하는 것이 원칙입니다.

Q&A 24

수술적 치주 치료의 종류와 목적은 무엇인가요?

스케일링 Scaling (Q&A 17 참조), 치근활택술 Root Planing (Q&A 21 참조), 치주소파술 Subgingival Curettage (Q&A 22 참조) 과 같은 비수술적 치주 치료로 해결되지 않을 정도로 조직 파괴가 발생했을 때에는, 수술적 치주 치료를 할 수 있습니다 [참고문헌 8].

1. 치은절제술 Gingivectomy (Q&A 25 참조)
   - 치주낭을 제거하거나 비정상적으로 증식한 치은을 잘라내어 잇몸의 형태를 개선하는 치료입니다.
   - 이를 통해 염증 조직을 없애고 구강 위생 관리를 적절하게 할 수 있습니다.

2. 치주판막수술 Periodontal Flap Surgery (Q&A 26 참조)
   - 잇몸을 살짝 들어 올려 치아 뿌리와 뼈 표면에 숨은 치태와 치석을 직접 제거하는 치료입니다.

- 치주낭을 줄이고 염증을 해소하여 잇몸이 다시 치아와 치조골에 정상적으로 놓여지도록 합니다.

3. 치주재생수술 Periodontal Regeneration Surgery (Q&A 27 참조)
- 치조골 파괴가 심한 부위에 뼈 이식재나 조직 재생용 차단막 같은 것을 넣어 치조골과 치주인대가 다시 자라도록 유도하는 치료입니다.
- 이렇게 하면 없어진 치조골을 재생시켜 치아를 단단히 지지하고, 장기적으로는 치아가 빠지는 위험을 막을 수 있습니다.

4. 치주성형수술 Periodontal Plastic Surgery (Q&A 28 참조)
- 잇몸이 내려앉아 뿌리가 드러났거나 치아가 잇몸에 비해 너무 작게 드러나 있는 경우 등, 미관상으로 잇몸에 문제가 있으면서 기능에도 지장이 있을 때 하는 수술적인 치료입니다.
- 치주 조직의 정상화를 위한 성형 수술이라고 보면 됩니다.

Q&A 25

치은절제술은 무엇인가요?

치은절제술 Gingivectomy 은 잇몸 조직 일부를 잘라내어 잇몸 모양을 균일하게 만들거나 잇몸과 치아 사이에 생긴 치주낭을 얕게 해 주는 수술입니다. 과도하게 늘어나 있거나 붓기로 두꺼워진 잇몸을 제거해 치아와 잇몸 사이 공간을 줄이고 관리하기 쉽게 돕습니다.

1. 수술 과정

- 잇몸에 국소 마취를 한 뒤, 수술 도구를 사용해 불필요한 잇몸 조직을 도려냅니다.
- 수술 후에는 잇몸 모양을 매끈하게 다듬고, 필요에 따라 봉합하거나 지혈 처리를 합니다.

2. 적용 기준

- 면역 억제제나 항경련제 등 약물 부작용으로 잇몸이 증식된 경우에 치은절제술을 고려합니다.
- 치주낭의 깊이가 깊어서 비수술적 치주 치료만으로는 관리가 어려운 경우에도 치은절제술을 적용할 수 있습니다.
- 앞니 부위가 지저분하게 보이거나 잇몸선이 고르지 않아서 심미적인 개선이 필요할 때, 치은절제술을 통하여 깔끔하게 개선할 수 있습니다.

3. 주의 사항

- 수술 후 1-2일간은 구강 소독제로 가볍게 입안을 양치합니다.
- 너무 뜨겁거나 자극적인 음식과 음료는 피합니다.
- 통증이 심하면 처방된 진통제를 복용하고, 잇몸이 완전히 아물기 전까지는 칫솔질을 자제하는 것이 좋습니다.

Q&A 26

치주판막수술은 언제 하나요?

치주판막수술 Periodontal Flap Surgery 은 잇몸을 살짝 절개한 후에 그 안에 있는 치석과 염증 조직을 제거하고 잇몸을 다시 제자리에 봉합하는 수술로써, 다음과 같은 상황에서 시행할 수 있습니다.

1. 깊은 치주낭 형성

- 치아와 잇몸 사이에 깊이 5 mm 이상의 치주낭이 생기면 비수술적 치주 치료 기구가 닿기 어렵습니다.
- 이때 잇몸을 살짝 절개해 들어 올리면서 숨어 있는 치태와 치석 및 염증 조직을 깨끗이 제거하고 치주낭 깊이를 줄여 잇몸이 치아에 단단히 붙도록 도와줍니다.

2. 치조골의 심한 손상

- 방사선 사진에서 치조골이 파괴된 부위가 뚜렷이 보여서

비수술적 치료만으로 회복이 어려울 때 수술적 접근이 필요합니다.
- 이 과정에서 뼈를 다듬거나 뼈 이식 또는 재생 물질을 넣는 치료를 동시에 시도할 수도 있습니다.

3. 비수술적 치료를 받은 후 염증 지속

- 스케일링 Scaling (Q&A 17 참조), 치근활택술 Root Planing (Q&A 21 참조) 과 치주소파술 Subgingival Curettage (Q&A 22 참조) 후에도 출혈이 멎지 않거나 부종이 가라앉지 않는다면, 잇몸을 들어 올려 염증 조직을 완전히 제거해야 합니다.
- 그래야만 잇몸 깊은 곳까지 깨끗해져 염증이 재발하지 않습니다.

4. 보철 치료 전 미관 개선

- 인공 치관 Crown 과 브릿지 Bridge 같은 치과 보철물을 만들 때 치주 조직의 지지력이 부족하면 오래 버티기 어렵습니다.
- 웃을 때 보이는 잇몸선이 고르지 않아 심미성 개선이 필요할 때, 치주판막수술로 잇몸 형태를 깔끔하게 다듬을 수 있습니다.

Q&A 27

치주재생수술은 어떤 효과가 있나요?

치주재생수술 Periodontal Regeneration Surgery 에는 뼈 이식 수술 Bone Graft Surgery, 조직 유도 재생술 Guided Tissue Regeneration, 치아 법랑질 유래 단백질 Enamel Matrix Derivative 치료 등이 있습니다. 이러한 수술은 손상된 치주 조직을 회복시켜 다음과 같은 효과를 나타냅니다.

1. 파괴된 치조골과 결합 조직 재생

- 이식재와 차단막 또는 특수 단백질을 사용하여 소실된 뼈와 잇몸 섬유질이 다시 자랄 공간을 마련합니다.
- 이를 통해 결손 부위가 채워져 치주 조직이 복원됩니다.

2. 치주낭 깊이 감소
- 재생된 조직이 잇몸과 치아 사이의 치주낭을 메꾸면서 깊이가 얕아집니다.
- 이렇게 되면 세균이 숨어들 틈이 줄어들어 염증 재발 가능성이 낮아집니다.

3. 치아 지지력 강화
- 재생된 뼈와 결합 조직이 치아를 단단히 감싸 주므로 치아의 흔들림이 줄어듭니다.
- 씹는 기능이 개선되어 오랫동안 안전하게 치아를 사용할 수 있습니다.

4. 장기적인 구강 건강 보장
- 염증이 재발할 공간이 축소되어 잇몸 상태가 안정화됩니다.
- 치아 상실 위험을 크게 낮출 수 있습니다.

Q&A 28

치주성형수술이란 무엇인가요?

치주성형수술 Periodontal Plastic Surgery 은 잇몸의 모양과 두께를 고르게 다듬어 치아 뿌리가 과도하게 드러나지 않도록 보호하고, 잇몸선을 예쁘게 만드는 수술적인 치주 치료입니다.

1. 수술 과정

- 수술 부위를 국소 마취한 뒤 필요하면 잇몸 조직을 절개하거나 떼어 내어 재배치합니다.
- 구강 내 다른 부위에서 떼어 낸 잇몸을 덮어 봉합하면, 새로 이식된 조직이 자리 잡아 두께와 모양이 개선됩니다.

2. 적응증

- 잇몸이 내려가 치아 뿌리가 노출되어 시린 감촉이 있을 때 치주성형수술을 고려합니다.
- 웃을 때마다 잇몸선이 울퉁불퉁하게 보인다면 치주성형수술을 시행할 수 있습니다.
- 보철 치료와 교정 치료 전후에 잇몸 형태를 균형 있게 맞춰야 할 때, 치주성형수술을 시도할 수 있습니다.

3. 주의 사항

- 수술 후 자극적이고 딱딱한 음식은 피하는 것이 좋습니다.
- 처방된 진통제나 항생제를 꼼꼼히 복용하고, 과도한 힘을 주는 칫솔질은 수술 부위가 제대로 재생될 때까지 자제합니다.
- 수술 후 경과 확인을 위해 치과를 주기적으로 방문해서 회복 상황을 세심하게 관리하는 것이 필요합니다.

Q&A 29

잇몸에 고름집이 생겼을 때는 어떻게 치료하나요?

잇몸과 치아 사이에 생긴 치주낭에 세균이 번식해서 잇몸 조직 속에 고름이 찬 상태를 치주 농양 Periodontal Abscess 이라고 합니다. 이것은 크게 두 가지 이유로 발생하는데, 치주염 Periodontitis (Q&A 9 참조) 이 치료되지 않고 방치되어서 재감염이 되었거나, 치주염과는 무관한 외부 자극에 의한 감염으로 세균이 잇몸에 침투했을 때입니다. 치주 농양은 넓은 의미에서 치주 질환에 포함되며, 응급 치료가 필요한 치과 질병 중에서 세 번째 정도로 높은 발병률을 보이고 있습니다 [참고문헌 9].

1. 경미한 치주 농양의 치료

- 농양 부위에는 따로 수술도를 대지 않고 깨끗한 식염수나 소독약으로 세척한 뒤, 항생제와 진통제를 처방합니다.

- 통증이 가라앉고 고름이 배출되면 추가적인 치료 없이도 회복될 수 있습니다.

2. 심한 치주 농양의 치료

- 고름이 잘 빠지지 않거나 통증과 붓기가 심할 경우, 국소적인 마취 주사 후 수술도를 사용해서 잇몸에 작은 절개 구멍을 만들어서 고름을 배출시킵니다.
- 충치나 사랑니가 원인이라면 해당 치아를 발치하거나 그 윗부분을 깎아 염증 부위를 완전히 드러낸 뒤 치료합니다.
- 치료 후에는 더 이상 아프지 않더라도 이차적인 감염 방지를 위해서 처방받은 항생제를 정해진 대로 복용해야 합니다.

Q&A 30

치주 질환은 약물만으로는 치료할 수 없나요?

물리적인 치주 치료 없이 약물만으로는 치주 질환을 완전히 치료하기 어렵습니다 [참고문헌 10].

1. 약물 치료의 한계
- 항생제나 항균제, 항염제는 염증 부위의 세균 수를 줄이고 증상을 경감시킵니다.
- 잇몸의 붓기나 통증을 즉각적으로 완화해 주지만, 치아 표면과 치아 뿌리 표면에 붙은 치태나 치석은 제거하지 못합니다.

2. 치태와 치석의 구조

- 치주 질환의 핵심 원인은 치아와 잇몸 사이에 쌓인 치태와 치석이며, 이것은 내부에 촘촘한 막 구조를 가지고 있습니다.
- 약물은 이러한 구조를 분해하지 못하므로, 염증 부위에 남은 치석과 세균 덩어리가 계속 치주 질환이 재발되기 좋은 환경을 만듭니다.

3. 약물 사용 기준

- 깊은 치주낭이나 치조골 손실이 심할 때에는, 스케일링 Scaling (Q&A 17 참조), 치근활택술 Root Planing (Q&A 21 참조), 치주소파술 Subgingival Curettage (Q&A 22 참조) 등을 시술한 후 감염 위험을 줄이기 위해 약물을 사용할 수 있습니다.
- 전신 건강이 약해서 세균 배출이 어려운 환자에게 합병증 예방을 목적으로 사용하거나, 특정한 세균의 제거를 위해 약물을 사용할 수 있습니다.

- 칫솔질
- 치약성분
- 치실사용
- 구강세정제
- 양치타이밍
- 수분섭취
- 잇몸마사지
- 정기검진
- 흡연금지
- 스트레스관리

3. 치주 조직의 관리

Q&A 31

올바른 칫솔질 방법은 무엇인가요?

치아와 잇몸을 동시에 관리하기 위해 칫솔질을 할 때에는 다음과 같은 사항들을 고려해야 합니다.

1. 적절한 칫솔 선택
- 칫솔 머리는 치아 두 개 정도를 덮는 크기가 가장 좋으며, 칫솔모는 부드럽고 둥근 끝을 가진 것이 적절합니다.
- 부드러운 나일론 칫솔모는 잇몸과 치아 사이의 미세한 틈에 잘 들어가기 때문에 효과적으로 세정이 가능합니다.

2. 변형 바스법 Modified Bass Technique 사용
- 칫솔을 치아에 45도 각도로 기울여 칫솔모 끝이 잇몸선 아래에 닿도록 합니다 (그림 3).
- 칫솔모를 살짝 누르면서 짧은 진동을 주듯이 움직입니다 [참고문헌 11].

3. 체계적인 순서로 칫솔질
- 입 안을 왼쪽 위, 오른쪽 위, 오른쪽 아래, 왼쪽 아래 4등분으로 나누어, 각각 30초 정도씩 총 2분간 칫솔질합니다.
- 순서를 정해서 닦으면 빠뜨리는 부분 없이 모든 치아를 꼼꼼하게 닦을 수 있습니다.

4. 모든 치아 표면 세정
- 바깥쪽과 안쪽 표면은 45도 각도로, 씹는 면은 칫솔을 평평하게 대고 칫솔을 앞뒤로 움직여 닦습니다.
- 앞니 안쪽은 칫솔을 세워서 위아래로 부드럽게 닦아주는 것이 효과적입니다.

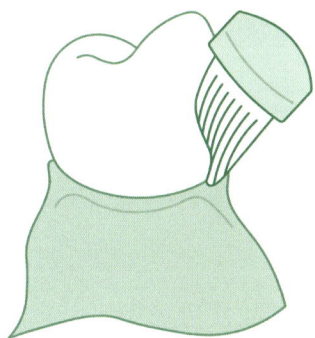

그림 3. 변형 바스법 Modified Bass Technique 의 적용 방법

Q&A 32

치약은 어떤 성분으로 만들어져 있나요?

치약은 단순한 치아 세정 목적을 넘어서, 충치 예방, 치태 제거, 미백, 민감성 완화 등 다양한 효과를 낼 수 있는 복합 제제로 발전했으며, 다음과 같은 성분으로 이루어져 있습니다 (표 3).

1. 불소
- 치약의 가장 중요한 성분은 불소입니다.
- 치아 표면을 강화하여 충치균이 분비하는 산성 물질로부터 치아를 보호합니다 [참고문헌 12].

2. 연마제
- 치아에 달라붙은 음식 찌꺼기와 치태를 물리적으로 제거하는 역할을 합니다.
- 치아를 손상시키지 않을 정도의 미세한 알갱이로 구성되어 있습니다.

3. 계면 활성제
- 치아 표면에 붙은 기름기를 물과 잘 섞이게 해서 거품을 만듭니다.
- 이렇게 생긴 거품이 음식 찌꺼기를 잘 녹여 내어 칫솔질 효과를 높힙니다.

4. 기타 성분
- 치약에는 점도 조절을 위한 증점제, 치아 미백을 위한 미백제 등이 첨가되기도 합니다.
- 경우에 따라 민감성 치아를 위한 탈감작제 등의 특수 성분도 추가됩니다.

표 3. 치약의 주요 성분

성분	역할	물질
불소	충치 예방	나트륨플루오라이드, 스탄나스플루오라이드, 자일리톨
연마제	치태 제거	리켄, 실리카, 카보네이트, 포스페이트
계면 활성제	세정 및 거품형성	소듐라우릴설페이트
증점제	점도 조절	카라기넌, 잔탄검
미백제	치아 미백	과산화수소
탈감작제	민감성 완화	스트론튬클로라이드, 아르기닌

Q&A 33

칫솔질을 세게 해야 잇몸 건강에 더 좋을까요?

구강 위생을 철저하게 관리하기 위해 칫솔질을 심하게 하는 환자들이 많습니다. 그런데 실상은 아래와 같습니다.

1. 강한 칫솔질의 부작용
   - 강한 칫솔질은 오히려 잇몸 건강에 해롭습니다.
   - 칫솔질을 세게 하면 잇몸 조직이 손상되어 잇몸이 흡수되면서 치아 민감성이 높아지고 치아 목 부분의 마모가 발생할 수 있습니다.

2. 적절한 칫솔질 압력
   - 2003년 연구에 따르면, 칫솔질을 할 때 치아에 가해지는 압력은 150 g 정도가 가장 적당합니다 [참고문헌 13].

- 이보다 강한 압력으로 닦으면 치석 제거 효과는 더 이상 증가하지 않으면서 치아와 잇몸만 손상됩니다.

3. 부드러운 칫솔모 사용
   - 부드러운 칫솔모를 사용하는 것이 잇몸 건강에 가장 좋습니다.
   - 부드러운 칫솔모는 잇몸을 손상시키지 않으면서도 치아와 잇몸 사이에 쌓인 치태를 효과적으로 제거할 수 있습니다.

4. 세정 효과를 높이기 위한 제안
   - 칫솔은 연필 잡듯이 가볍게 잡고, 치아와 잇몸 사이에 45도 각도로 대어 부드럽게 진동을 주듯이 움직이는 것이 효과적입니다 (Q&A 31 참조).
   - 힘을 빼고 꼼꼼하게 닦는 것이 세게 문지르는 것보다 훨씬 더 좋은 세정 효과를 얻을 수 있습니다.

Q&A 34

치실과 치간 칫솔은 꼭 사용해야 하나요?

칫솔과 치약을 사용하면서 추가적으로 치실과 치간 칫솔도 사용할 수 있는데, 이런 것들을 구강 위생 보조 기구라 부릅니다.

1. 치실과 치간 칫솔의 용도
   - 치실은 건강한 잇몸을 가진 사람도 매일 사용하여 치아가 맞닿은 긴밀한 공간에서 치태를 제거하는 데 적합합니다.
   - 치간 칫솔은 누구나 사용하는 것이 아니라 잇몸이 흡수되면서 치아 사이의 공간이 0.7 mm 이상 생긴 경우에만 사용해야 합니다 [참고문헌 14].

2. 치실 사용법
   - 약 45 cm 길이로 치실을 잘라 양손 가운데 손가락에 2-3회 감아 고정합니다.

- 엄지와 검지를 이용해 치실을 치아 접촉점 옆에 위치시킨 뒤, 치아 옆면을 타고 C 자 형태로 감싸며 부드럽게 삽입합니다.
- 치실을 치아 표면에 밀착시킨 상태로 위아래로 5-10회 왕복 운동하여 치태를 제거합니다.

3. 치간 칫솔 사용법

- 잇몸이 내려가면서 치아 사이 공간이 0.7 mm 이상 생긴 경우에 한해서, 그 공간을 완전히 채우는 크기를 갖는 치간 칫솔을 선택합니다.
- 치간 칫솔 내부의 와이어를 입안 형태에 맞춰 구부린 뒤 잇몸선 아래로 2-3 mm 들어가도록 삽입합니다.
- 치간 칫솔을 앞뒤로 부드럽게 왕복 운동하여 치태를 제거합니다.

Q&A 35

구강 세정제는 치주 질환 관리에 도움이 되나요?

구강 세정제는 항균제, 에센셜 오일, 식물 추출물 등이 있으며, 칫솔이나 치실이 닿기 힘든 부위에 치태가 쌓여서 잇몸 염증을 일으킬 위험을 예방하는 보조제로 사용할 수 있습니다.

1. 사용 방법

- 구강 세정제 10-15 mL를 하루 2회, 30초간 가글하며 뱉어냅니다.
- 칫솔질과 치실 후 사용하면 효과가 극대화됩니다.

2. 구강 세정제의 효과

- 클로르헥시딘 Chlorhexidine 세정제는 잇몸 출혈을 30-60% 줄이고, 치태도 크게 감소시킵니다 [참고문헌 15].
- 에센셜 오일 세정제도 유사한 수준의 치태 억제 효과를 보입니다.

- 옥테니딘 Octenidine 세정제는 항균 효과가 좋으면서 부작용이 적어 대체 수단으로 사용됩니다.

3. 주의 사항
- 일반 생리 식염수 가글은 수술 후 조직 회복을 돕지만, 항균 효과는 제한적입니다.
- 클로르헥시딘을 4주 이상 사용하면 치아 착색, 미각 변화, 구강 건조 등이 생길 수 있어서 단기 사용을 권장합니다.
- 칫솔이나 치실을 사용한 기계적 세정 없이 구강 세정제만 사용해서는 충분한 효과를 기대하기 어렵습니다.

표 4. 구강 세정제의 종류와 효과

종류	주요 성분	효과
항균 세정제	클로르헥시딘 0.12-0.2%	잇몸 출혈과 치태 생성 감소
에센셜 오일 세정제	유칼립톨, 멘톨, 티몰 등	치태 생성 억제, 항염작용
식물 추출물 세정제	옥테니딘 염산염	항균작용, 부작용 적음
생리 식염수	염화나트륨 0.9%	염증 후 조직 회복, 세정 보조

Q&A 36

식사를 한 다음에 즉시 양치해야 되나요?

식사 후 바로 양치를 해야 할지 말지는 상황에 따라 달라질 수 있습니다. 음식 때문에 치아의 법랑질이 잠시 약해져 있을 때는, 불소가 들어 있는 치약을 쓰는지 여부가 중요한 기준이 될 수 있습니다 [참고문헌 16].

1. 불소 치약이 있다면 즉시 양치 권장
   - 식사 후 특히 산성 음식이나 음료를 섭취하면 법랑질이 일시적으로 연화됩니다.
   - 이때 불소 치약을 사용하면, 불소가 침 속의 성분 중 칼슘이나 인산염과 결합해 보호층을 신속히 형성하여 법랑질 마모가 덜 되도록 합니다.

2. 불소 치약이 없다면 지연 양치 권장
- 불소 치약이 준비되어 있지 않거나 불소가 없는 연마제 기반 치약밖에 없을 경우, 식후 즉시 양치하면 법랑질 손상이 커질 수 있습니다.
- 이럴 경우엔 물로 10-20분간 입을 헹구고 무설탕 껌을 씹으면서 침 분비를 증가시켜 산성도가 정상 수준이 되게 하는 과정을 거치는 것이 바람직합니다.

3. 식사 후 양치 권장안
- 불소 치약이 없다면 식사 후 10-20분간 물 헹구기 또는 무설탕 껌 씹기로 침 분비를 촉진시킨 후, 구강 내 산성도를 정상화시키고 난 다음에 칫솔질을 합니다.
- 불소 치약으로 식사 후 바로 양치하면, 치아 표면이 다시 단단해져 충치를 막고 법랑질이 닳는 것도 예방할 수 있습니다.

Q&A 37

구강 건강을 위해서는 하루에 물을 얼마나 마셔야 하나요?

구강 건강은 전신 수분 상태와 밀접한 관련이 있습니다. 충분하게 물을 섭취하면 충치 유발 세균이 억제되고 음식물 찌꺼기가 제거되며 구강 내 산성도 정상화에 도움이 됩니다 [참고문헌 17].

1. 일일 권장 음수량
   - 성인 남성은 2.5-3.0 L, 성인 여성은 2.0-2.5 L 정도의 물을 마시는 것이 적절합니다.
   - 하루 200 mL 기준 8잔을 기본으로 마시고, 기후나 활동량에 따라 추가 섭취가 필요합니다.

2. 침 분비와 구강 방어
- 물을 충분히 마시면 침 분비가 증가하면서 그 안의 라이소자임, 락토페린, 면역글로불린 A 등의 항균 단백질이 활성화됩니다.
- 침은 음식 잔여물을 씻어내고 구강 내 산성도를 빠르게 중화시켜, 법랑질 부식을 예방합니다.

3. 음용 지침
- 아침 기상 직후, 식사 전과 후, 취침 전에 물을 한 컵씩 마시면 구강 건조를 방지하고 세균 번식을 억제합니다.
- 카페인과 알코올 음료를 섭취할 때는 그만큼 물을 더 마셔서 탈수를 예방해야 합니다.

Q&A 38

건강한 잇몸을 위해서는 잇몸 마사지를 해야 하나요?

건강한 잇몸을 위해서는 별도의 잇몸 마사지나 운동보다 올바른 칫솔질이 가장 효과적입니다. 변형 바스법 Modified Bass Technique (Q&A 31 참조) 만으로도 잇몸에 충분한 마사지가 됩니다.

1. 변형 바스법으로 잇몸 자극
   - 칫솔모를 잇몸선에 45도 각도로 밀착시킨 뒤 짧고 부드러운 진동을 주는 이 칫솔질 방법은, 치태 제거뿐 아니라 치주 조직과 모세 혈관에 미세한 압력 변화를 일으켜 혈류를 촉진합니다.
   - 이러한 자극이 잇몸 세포의 활성화와 치유 과정을 도와 잇몸 마사지 효과를 냅니다.

2. 별도 잇몸 마사지의 임상 증거 부족
- 손가락이나 기구를 이용한 잇몸 마사지만으로 잇몸 염증이 유의미하게 개선되었다는 인간 대상의 대규모 임상 연구 보고는 아직 없습니다.
- 대부분 연구는 예비 조사 또는 동물 실험 단계에 머물러 있습니다.

3. 최근 동물 실험 동향
- 2020년 일본에서 시행한 동물 모델 연구에서는, 잇몸 부위에 연속적 물리 자극을 주면 모세 혈관 직경이 확대되고 조직 재생 인자가 증가한다고 밝혔습니다 [참고문헌 18].
- 그러나 이 연구 결과를 실제 임상 지침으로 적용하려면 추가적인 인체 연구가 필요합니다.

Q&A 39

정기적인 치과 방문 주기는 어떻게 되나요?

정기적인 치과 방문 주기는 환자 개개인의 치주 질환 발생 위험도와 구강 건강 상태에 따라 다음과 같이 달라집니다 [참고문헌 19].

1. 저위험군

- 치주염 Periodontitis (Q&A 9 참조) 발생 위험 요인이 없고, 잇몸 출혈이나 치석이 없으며, 치주낭 깊이가 정상 범위인 경우입니다.
- 6-12개월 간격의 검진과 스케일링 Scaling (Q&A 17 참조) 을 권장합니다.

2. 중등도 위험군
- 잇몸 출혈이나 4-5 mm의 치주낭이 있고, 흡연과 당뇨병 등 위험 인자가 있는 경우입니다.
- 3-6개월 간격으로 방문하여 전문적 치석 제거 및 맞춤형 구강 위생 교육이 필요합니다.

3. 고위험군
- 치주 치료 후 유지 관리 단계이거나, 임플란트 치료를 받은 환자이면서 치주낭의 크기가 6 mm 이상이고 잇몸 흡수가 진행 중인 경우입니다.
- 3개월 간격의 방문이 바람직하며, 이때 질병의 진행 여부 확인과 보조 치료가 꼭 병행되어야 합니다.

Q&A 40

담배는 잇몸에 어떤 영향을 미치나요?

가연성 담배와 전자 담배 모두 잇몸 건강에 좋지 않은 영향을 미치지만, 작용 기전과 정도에 따라 차이가 있습니다.

1. 가연성 담배의 영향
    - 가연성 담배 연기에는 니코틴, 타르, 일산화탄소, 중금속 등이 포함되어 있습니다.
    - 이들 성분은 잇몸 미세 혈관을 수축시켜 혈류를 감소시키고, 면역 세포 기능을 떨어뜨려 염증 반응 조절을 방해합니다.
    - 결과적으로 치주 조직이 손상되고, 치주염 Periodontitis (Q&A 9 참조) 위험이 2-7배 증가합니다 [참고문헌 20].

2. 전자 담배의 영향
- 전자 담배 증기에는 프로필렌글리콜, 글리세롤, 향료, 니코틴이 포함됩니다.
- 일부 연구 결과에서는 전자 담배의 증기 성분에 포함된 화학 물질들이 잇몸 세포에 산화 스트레스를 유발하고, 염증성 물질의 분비를 증가시킨다고 밝혔습니다 [참고문헌 21].
- 다만 가연성 담배에 비해 타르와 일산화탄소가 없어 잇몸 혈류 감소는 상대적으로 적은 편입니다.

3. 금연의 필요성
- 치주 조직 회복을 위해서는 가연성 담배건 전자 담배건 모두 사용을 즉시 중단해야 합니다.
- 금연을 하면 잇몸 혈류와 면역 반응이 정상화되어 치주염 진행 속도가 현저히 느려집니다.

Q&A 41

정신적인 스트레스가 있으면 잇몸도 나빠지나요?

정신적 스트레스는 구강 내 면역과 염증 조절 시스템 및 행동 패턴에 영향을 미쳐 잇몸 건강을 악화시킬 수 있습니다. 이런 상태에서는 호르몬 변화와 생활 습관 변화가 복합적으로 작용하여 치주 조직 손상을 촉진합니다.

1. 스트레스와 치주염 발생 연관성

   - 스트레스가 높은 사람은 스트레스를 느끼지 못하는 사람에 비해 치주염 Periodontitis (Q&A 9 참조) 발생 위험이 2배 이상 증가합니다.
   - 스트레스는 괴사성 치주 질환의 발생 위험을 높이는 것으로 밝혀졌습니다.

2. 생리적 기전

   - 심리적 스트레스를 느끼면 스트레스 호르몬인 부신 피질

호르몬과 카테콜아민 등이 분비되어 면역 세포 기능이 떨어집니다 [참고문헌 22].
- 이로 인해 대표적인 방어 세포인 대식 세포 Macrophage 와 호중구 Neutrophil 의 식균 능력이 감소하고, 염증성 물질의 분비가 증가하여 잇몸 조직 파괴가 가속화됩니다.

3. 행동적 기전
- 스트레스는 칫솔질과 치실 사용을 등한시하는 등의 구강 위생 관리 소홀, 과도한 흡연과 음주, 수면 부족 같은 부적절한 생활 습관을 유발합니다.
- 이러한 습관은 치태와 치석의 생성을 증가시키고 치주염 진행을 촉진합니다.

4. 임상적 중요성
- 스트레스 관리를 통해 스트레스 호르몬 수준을 조절하고, 치과 정기 검진 때 전문적인 스케일링 Scaling (Q&A 17 참조) 을 받으며, 올바른 칫솔질과 치실 사용을 병행해야 합니다.
- 이러한 심리적, 행동적 개입이 치주 질환 예방과 치료 성과를 향상시킵니다.

Q&A 42

당뇨병은 잇몸 건강에 어떤 작용을 하나요?

당뇨병과 잇몸 건강은 서로 영향을 주고받는 밀접한 관계입니다 [참고문헌 23].

1. 당뇨병 환자의 치주 질환 발생 위험
   - 고혈당이 지속되면 혈관 내피 기능이 손상되고 면역 반응이 저하됩니다.
   - 당뇨병 환자는 당뇨병이 없는 정상인에 비해 치주염 Periodontitis (Q&A 9 참조) 발생 위험이 약 2.3배 높습니다.

2. 치주 질환 환자의 당뇨병 위험 증가
   - 중증 치주염 환자는 염증 매개체가 전신의 혈관을 타고 온몸으로 유입됩니다.
   - 인슐린 저항성이 악화되어 당뇨병 발병 위험을 증가시킵니다.

3. 병태 생리 기전

- 만성 염증으로 형성된 고농도 고혈당의 최종 당화 산물 Advanced Glycation End Products 이 잇몸 조직에 축적됩니다 [참고문헌 24].
- 교원질의 분해를 촉진하고 미세 혈관 장애와 산화 스트레스를 유발하여 치주 조직 파괴를 가속화합니다.

4. 통합적 치료 전략

- 잇몸 건강을 유지하기 위해서는, 전문적 스케일링 Scaling (Q&A 17 참조), 치근활택술 Root Planing (Q&A 21 참조), 치주소파술 Subgingival Curettage (Q&A 22 참조) 등으로 당화혈색소 HbA1c 를 개선해야 합니다.
- 당뇨 관리를 위해서는 엄격한 혈당 조절로 염증 반응을 감소시켜서 치주 질환 치료 효과를 높여야 합니다.

이 두 가지 질병을 동시에 관리할 때 상호 상승 효과가 나타나므로, 치과 의사와 내분비내과 의사의 협진이 꼭 필요합니다.

Q&A 43

잇몸 염증은 임신에 어떤 영향을 주나요?

잇몸 염증은 임신 중 산모와 태아 건강에 영향을 줄 수 있으므로 주의가 필요합니다.

1. 산부인과적 부작용
   - 치주염 Periodontitis (Q&A 9 참조) 이 있는 산모는 치주염이 없는 건강한 산모에 비해 조산 위험과 저체중아 출산 위험이 각각 15%와 10% 높은 것으로 나타났습니다 [참고문헌 25].
   - 결국 임신 중독증의 위험도 높아집니다.

2. 발병 기전
   - 잇몸에 염증이 생기면 염증성 물질들이 혈액을 통해

전신으로 퍼져서, 자궁 근육의 수축을 촉진하고 태반으로 가는 혈류량을 감소시킵니다.
- 잇몸 염증을 유발한 세균이 태반 장벽을 자극하여 염증 반응을 더욱 악화시킵니다 [참고문헌 26].

3. 발병률
- 전 세계적으로 임신부의 약 15-20%가 임신성 치주염을 경험합니다.
- 흡연, 당뇨, 정신적 스트레스를 지닌 고위험군 환자가 발병률이 더 높습니다.

4. 예방 지침
- 임신 전 구강 검진과 치주 치료를 완료합니다.
- 올바른 칫솔질과 구강 위생 보조 기구의 사용으로 치태를 철저히 제거합니다.
- 임신 중 출혈과 부종이 심할 경우, 치과와 산부인과의 협진으로 태아에게 무리가 가지 않는 최소한의 치료를 받습니다.

Q&A 44

나이가 들수록 치주 조직이 변해 가나요?

노년층 인구가 증가함에 따라 치과 치료에서 고령 환자의 관리가 중요해지고 있습니다. 우리나라에서도 65세 이상 인구 비율이 점차 늘어나면서 자연 치아를 유지하는 고령층이 많아지고 있습니다. 이들의 치주 조직은 다음과 같은 변화를 겪습니다 [참고문헌 27].

1. 생리적 변화

- 나이가 들면서 치주인대의 탄력성이 감소하고 혈관 밀도가 줄어듭니다.
- 이로 인해 치주 조직의 저항력이 약해지고 상처 치유 속도가 느려집니다.

2. 조직 기능 저하
- 세포 분열 및 대사율이 감소하여 치주 조직 재생 능력이 떨어집니다.
- 따라서 미세 손상이 발생하면 회복이 더디며, 만성 염증이 지속되기 쉽습니다.

3. 임상적 변화
- 구강 점막이 얇아지고 각질화가 감소합니다.
- 치주인대의 탄력 손실로 잇몸이 흡수되고 치아 이동이 발생합니다.
- 치주낭 깊이 증가 및 치조골 흡수가 일어나기 쉽습니다.

4. 관리 지침
- 정기적 스케일링 Scaling (Q&A 17 참조) 간격을 3-4개월로 단축해 조기 염증을 제거합니다.
- 부드러운 칫솔모와 변형 바스법 Modified Bass Technique (Q&A 31 참조) 으로 칫솔질을 하여 잇몸 자극을 최소화합니다.
- 전신 질환 관리를 하며 구강 건강을 통합 관리합니다.

Q&A 45

어린이도 치주 조직 관리를 해야 하나요?

어린이도 구강 건강의 기초가 되는 치주 조직 관리를 시작해야 합니다. 성장 과정 중 형성되는 잇몸과 치조골의 건강은 평생의 구강 건강에 영향을 주기 때문입니다.

1. 어린이 치주 질환의 발생

- 어린이와 청소년에게는 치은염 Gingivitis (Q&A 9 참조) 이 거의 보편적으로 나타나며, 구강 위생 관리 상태에 따라 잇몸 출혈이 흔하게 보입니다 [참고문헌 28].
- 이 시기에 적절한 관리가 이루어지지 않으면 조기에 치주낭이 형성되고, 드물지만 심한 치주염 Periodontitis (Q&A 9 참조) 이 생길 수 있습니다.

2. 성장기 치주 조직 특성

- 어린이와 청소년은 잇몸 조직이 성인보다 두껍고 혈류량이 많아 염증 반응이 빠르게 나타나지만, 동시에 회복 능력도 뛰어납니다.
- 염증의 조기 발견, 스케일링 Scaling (Q&A 17 참조) 그리고 올바른 양치 습관을 지키면 충분히 회복이 가능합니다.

3. 관리 시작 시기

- 유치열 (0-6세) 시기부터 잇몸 상태 관찰과 부드러운 칫솔질을 권장합니다.
- 영구치가 나기 시작하는 6-7세 이후에는 변형 바스법 Modified Bass Technique (Q&A 31 참조)을 교육시켜 치태를 효과적으로 제거하도록 돕습니다.

4. 예방적 지침

- 첫 치과 방문은 만 1세에 하며, 그 이후 6개월 간격으로 검진합니다.
- 구강 위생 교육은 부모가 직접 칫솔질을 도와주고, 치실 같은 구강 위생 보조 기구의 사용법을 가르칩니다.

- 임플란트
- 보철물
- 골유착
- 주위조직
- 주위염관리
- 바로심기
- 이른심기
- 늦게심기
- 금속알레르기
- 씹는감각

4. 치과 임플란트

Q&A 46

임플란트 치료는 어떻게 하나요?

치과 임플란트 치료란 자연 치아를 상실한 부위에 인공 치아를 심어서 치아 기능을 회복하는 시술 방법입니다.

1. 임플란트의 구조

- 치과 임플란트는 구조적으로 세 가지 요소로 이루어집니다.
- 임플란트 고정체 Fixture 는 턱뼈에 직접 심어지는 나사 형태의 구조물이고, 지대주 Abutment 는 임플란트 고정체와 보철물을 연결하는 중간 구조물이며, 인공 치관 Crown 은 잇몸 외부로 나와 있는 최종 보철물입니다.

2. 치료 과정

- 콘빔 전산화 단층 Cone-Beam Computed Tomography 촬영과 구강 내 스캔을 통해 3차원 진단을 실시하여 컴퓨터 유도 수술 계획을 수립합니다.

- 수술용 가이드를 제작해 정확한 위치에 임플란트를 심습니다.
- 그 후 3-6개월간 임플란트가 턱뼈 안쪽에 고정되는 기간을 거쳐 지대주 연결 및 인공 치관 장착을 완료합니다.

3. 최근 현황

- 2024년 조사 결과에 따르면, 임플란트가 10년간 무사히 유지될 확률은 95.2-97.5%에 달하며, 20년 이상 유지되는 경우도 약 78-92%에 이르는 것으로 확인되었습니다 [참고문헌 29].
- 디지털 치의학 기술의 발전으로 임플란트 치료는 정확도가 크게 개선되어, 컴퓨터로 미리 계획한 위치와 실제 수술 위치의 오차 범위가 1 mm 이내로 줄어들어 보다 안전하고 정밀한 치료가 가능합니다 [참고문헌 30].

Q&A 47

임플란트는 다른 종류의 치과 보철물과 어떤 차이가 있나요?

임플란트는 다른 종류의 치과 보철물과 비교할 때 다음과 같은 중요한 차이점이 있습니다.

1. 지지 방식

- 임플란트는 턱뼈와 직접 결합하여 독립적으로 고정되므로 주변 치아의 손상이 없습니다.
- 브릿지 Bridge 는 양쪽 치아를 깎아 지지대로 사용하여 건강한 치아 구조를 손상시키고, 틀니 Denture 는 잇몸에 밀착되어 지지되므로 틀니 자체에 비정상적인 움직임이 발생할 수 있습니다.

2. 턱뼈 보존

- 임플란트는 확립된 골유착 Osseointegration 을 통해 씹는

동작을 할 때마다 턱뼈에 지속적으로 기계적 자극을 전달하여 턱뼈가 흡수되는 것을 억제합니다 [참고문헌 31].
- 브릿지나 틀니는 턱뼈 자극이 거의 없거나 줄어들어 턱뼈의 흡수가 서서히 진행될 수 있습니다.

3. 유지 관리

- 임플란트는 10년간 이상 없이 유지될 평균적인 확률이 96.4%로 매우 높아서 안정적입니다.
- 반면에 브릿지는 보통 10년 정도 지나면 고치거나 다시 치료해야 하고, 틀니는 매년 점검과 조정을 해도 몇 년이 지나면 잇몸 모양이 변해 새로 만들어야 하는 경우가 많습니다.

4. 치료 기간

- 임플란트는 외과적 수술에서부터 최종 보철물 장착까지 치료 기간이 일반적으로 4-6개월 걸립니다.
- 그에 비하면 브릿지는 2-4주 내 완성이 가능하며, 틀니는 더 짧은 기간에 치료가 끝나기도 합니다.

Q&A 48

임플란트 치료를 받을 수 있는 적절한 나이가 있나요?

임플란트 치료는 골격 성장이 완료된 후에 시행해야 안정적인 결과를 얻을 수 있습니다.

1. 치료 가능한 최소 연령
- 골격 성장은 여성은 만 15세, 남성은 만 18세 전후에 대부분 완료됩니다.
- 이 시점 이전에 임플란트 치료를 받으면, 얼굴 골격의 변화로 임플란트 위치가 어긋날 수도 있습니다.

2. 최대 상한 치료 연령
- 명확한 상한 연령은 없으며, 전신 건강과 턱뼈 골질이 양호하다면 고령자도 임플란트 치료를 받을 수 있습니다.

- 2017년 연구 결과에서, 65세 이상 환자들의 10년간 임플란트 생존율이 90% 이상이고 부작용도 심하지 않아서, 나이가 많은 것이 임플란트 치료에 문제가 되지 않는다는 사실을 밝혔습니다 [참고문헌 32].

3. 성장 상태 평가

- 임플란트 치료를 해도 될 정도로 골격 성장이 충분한지를 판정하려면, 손목 방사선 사진 또는 경추 성숙도 평가로 골격 성숙도를 확인하며 골밀도 검사로 골질을 평가합니다.
- 이 과정을 통해 임플란트 치료를 언제 해야할지 적절한 시기를 결정하고, 구체적인 임플란트 종류도 선택하게 됩니다.

Q&A 49

임플란트에서 골유착은 어떻게 생기나요?

골유착 Osseointegration 은 임플란트 표면과 턱뼈가 직접 결합하여 견고한 연결을 형성하는 현상을 말합니다 [참고문헌 33]. 이 과정이 제대로 확립되어야 비로소 임플란트가 튼튼하게 자리 잡고 치아 기능을 회복할 수 있습니다.

1. 초기 외상 반응

- 임플란트 수술 직후에 혈액 응고로 형성된 혈병 Blood Clot 이 임플란트 주위를 에워쌉니다.
- 이 과정에서 응고된 혈장 단백질이 표면에 흡착되는데 이것은 세포 이동을 위한 지지체 역할을 합니다.

2. 세포 부착 및 뼈 형성

- 수 시간 내에 방어를 담당하는 단핵구 Monocyte 와 대식 세포 Macrophage 가 모여 염증 반응을 조절하기 시작합니다.

- 며칠이 지나면 뼈를 만드는 세포들이 임플란트 주위에 모여들어 서로 그물을 엮듯이 증식 및 분화하면서, 미성숙 골격인 망사골을 형성합니다.

3. 골 성숙 및 재형성

- 임플란트 수술 후 4-12주 사이에 망사골이 성숙해지면서 치밀골로 대체되기 시작합니다.
- 이렇게 뼈 재형성 과정이 진행되면 임플란트와 뼈가 기계적이면서 화학적으로 안정된 결합을 이룹니다.

4. 골유착의 의미

- 골유착이 잘 확립되면 임플란트는 자연 치아와 유사할 정도로 씹는 힘을 분산시키는 기능을 수행하며, 턱뼈의 흡수를 막아 장기적인 안정성을 제공합니다.
- 만약 골유착이 부족하면 임플란트가 흔들리거나 저절로 빠지는 일도 생길 수 있습니다.

Q&A 50

임플란트 주위 조직은 자연 치아 주변 조직과 어떻게 다른가요?

임플란트 주위 조직과 자연 치아 주변 조직은 전체적인 구조는 비슷하지만 다음과 같은 점에서 차이가 있습니다 [참고문헌 34].

1. 구조적인 유사점

- 두 조직 모두 상피와 결합 조직으로 구성되어 세균 침입을 막는 생물학적 장벽 역할을 합니다.
- 임플란트든 자연 치아든 주변을 감싸는 잇몸의 자연스런 틈새인 치은열구의 형태와 상피가 부착되는 방식은 비슷합니다.

2. 연결 조직 배열의 차이점

- 자연 치아에서는 치주인대 섬유가 치아 뿌리에 수직으로 삽입되어 강한 부착을 이루고 있습니다.

- 임플란트에서는 교원질 섬유가 임플란트 표면과 평행하게 배열되어, 자연 치아에 비해서는 상대적으로 밀착도가 약합니다.

3. 혈관 공급도의 차이점

- 자연 치아는 치주인대와 치조골 그리고 골막, 이렇게 총 세 군데로부터 풍부하게 혈액을 공급받고 있습니다.
- 임플란트는 골막과 치조골, 이렇게 두 군데에서만 혈액 공급을 받는 관계로 자연 치아보다 혈류량이 제한됩니다.

4. 염증 반응의 차이점

- 임플란트 주위 조직이 자연 치아 주변 조직보다 염증에 더 취약합니다.
- 임플란트 주위 조직이 세균에 감염되면, 초기에 더 광범위하고 빠르게 조직 손상이 일어납니다.

Q&A 51

임플란트 주위에도 치주인대가 있나요?

임플란트 주위 조직에는 자연 치아 주변 조직에 있는 치주인대가 아예 없습니다 [참고문헌 35].

1. 임플란트에 치주인대가 없는 이유
- 치주인대는 자연 치아 뿌리 표면의 백악질과 치조골을 연결하는 섬유 조직으로, 치아 외상과 하중을 완충하면서 흡수합니다.
- 임플란트는 금속 표면과 직접 뼈가 결합하는 골유착 Osseointegration 방식이므로 중간에 치주인대가 있을 공간이 없으며, 혹시라도 생기게 되면 골유착이 안되어 임플란트 치료가 실패하게 됩니다.

2. 기능적 영향

- 치주인대가 없기 때문에 임플란트는 과도한 교합력이나 비정상적인 힘이 가해져도 흔들림 없이 위치를 유지할 수 있습니다.
- 하지만 그러한 과정에서 뼈와 임플란트 사이의 접촉면에 국소적으로 힘의 집중 현상이 발생해서, 골유착에 균열이 오거나 임플란트 고정 부품인 나사 같은 것들이 풀려서 헐거워지는 일이 생길 수 있습니다.

3. 임상 결과

- 치주인대가 없기 때문에 벌어지는 임플란트 주위의 미세한 감각 저하는, 임플란트 치료 초기에 큰 힘이 주어졌을 때 임플란트 주변의 뼈가 흡수되면서 임플란트 치료의 실패 위험을 높입니다.
- 따라서 임플란트 치료를 할 때는 기존의 치과 보철물 설계 원칙과는 다른 정교한 디자인과 세밀한 계획을 수립해서 접근해야 합니다.

Q&A 52

성공적인 임플란트 치료의 기준은 무엇인가요?

성공적인 임플란트 치료의 기준은 시술 후 1년 이내에 임플란트를 심은 부위에 통증과 염증, 움직임 등이 없으며 자연 치아와 유사한 기능성과 심미성을 안정적으로 유지하는 것입니다 [참고문헌 36].

1. 무통증 및 이물감 부재

- 정상적인 식사와 대화 중에 지속적 통증, 이물감, 또는 신경 이상 감각이 없어야 합니다.
- 임플란트 수술을 받은 초기에 자연스럽게 통증이 사라지고, 어떠한 불편함도 없이 편안한 상태를 유지해야 합니다.

2. 흔들림이 없는 안정성

- 치과용 검진 기구 또는 손가락으로 임플란트를 건드렸을 때 흔들림이 전혀 없어야 합니다.
- 동요가 없다는 것은 골유착 Osseointegration 이 잘 일어나서 임플란트가 견고하게 자리잡았음을 의미합니다.

3. 염증 징후 부재

- 임플란트 주위 점막에 붉은 반점이나 붓는 증상이 없어야 합니다.
- 치과용 검진 기구로 검사할 때 과도한 출혈이나 고름 분비가 없어야 합니다.

4. 턱뼈 흡수 최소화

- 임플란트 수술 후 초기 적응 기간에 발생하는 정상적인 범위 내의 골 높이 감소를 제외하고는, 추가적인 턱뼈 흡수가 없어야 합니다.
- 정기 치과 검사에서 턱뼈의 경계가 안정적으로 유지되는 것이 중요합니다.

Q&A 53

임플란트는 어떤 기준으로 선택하나요?

임플란트는 환자마다 서로 다른 구강 환경에 맞추어 다음의 다양한 특성들을 고려하여 선택합니다 [참고문헌 37].

1. 두께

- 어금니처럼 씹는 힘이 강한 부위에는 4.5 mm 이상 굵은 임플란트를 사용합니다.
- 앞니처럼 공간이 좁은 부위나 뼈 폭이 얇은 곳에는 3.0-3.5 mm 얇은 임플란트를 사용합니다.

2. 길이

- 턱뼈가 충분히 높고 단단한 부위에는 10 mm 이상 긴 임플란트를 사용해 처음부터 안정적인 고정력을 얻도록 합니다.

- 뼈 높이가 부족한 부위에는 4-8 mm 정도의 짧은 임플란트를 선택하면, 추가적인 뼈 이식 없이도 임플란트를 심는 것이 가능합니다.

3. 표면 모양

- 임플란트 표면에 새겨진 나사선의 깊이가 깊을수록 뼈와 닿는 면적이 늘어나 초기 고정력이 높아지는 효과가 있습니다.
- 표면의 모양과 처리 방식은 이론적 연구 결과와 실제 임상 결과에 차이가 날 수 있으므로, 치과 의사와 함께 상의하고 결정하는 것이 중요합니다.

4. 외관 형태

- 평행한 원기둥 모양과 끝이 살짝 좁아지는 원뿔 모양이 있습니다.
- 원뿔 모양은 삽입할 때 턱뼈를 살짝 압착해 고정력이 더 좋아 초기 안정성이 필요한 경우에 주로 사용합니다.

Q&A 54

임플란트에도 염증이 생기나요?

임플란트는 본래 염증을 일으키지 않는 재료로 만들어지지만, 주변 잇몸에 염증이 생기면 임플란트 주위 점막염 Peri-Implant Mucositis 으로, 치조골까지 염증이 퍼져 뼈가 파괴되면 임플란트 주위염 Peri-Implantitis (Q&A 55 참조) 으로 불립니다 [참고문헌 38].

1. 임플란트 주위 점막염

- 임플란트 주위 점막에만 염증이 국한되어서 잇몸이 붉어지거나 부어오르고, 잇몸에서 출혈이 되는 상태를 말합니다.
- 이 단계에서 적절한 조치가 이루어지면 더 악화되지는 않습니다.

2. 임플란트 주위염

- 임플란트 주위 점막염이 진행되어 임상적으로 치조골 흡수가 벌어진 상태를 임플란트 주위염이라고 합니다.
- 임플란트를 심은 후 초기 치유 과정에서 치조골이 2 mm 이내로 흡수되는 것은 자연스러운 현상입니다. 그러나 이 범위를 넘어 치주낭 깊이가 증가하고 방사선 사진에서 치조골 파괴가 보일 때는 치조골 흡수로 진단합니다.

3. 임상적 특징

- 임플란트 주위 점막염이 치료되지 않고 방치되면, 방사선 사진을 찍어보았을 때 임플란트 목 부위에 집중적으로 뼈 흡수가 된 것이 보입니다.
- 이것은 자연 치아 주변에 생기는 치주염 Periodontitis (Q&A 9 참조) 과 유사합니다. 그러나 임플란트 주위에는 염증에 최소한의 저항 역할을 하는 치주인대가 없기 때문에 염증의 진행 속도가 더 빠릅니다.

Q&A 55

임플란트 주위염은 어떻게 치료하나요?

임플란트 주위염 Peri-Implantitis 치료는 염증 정도와 골 소실 상태에 따라 아래와 같이 단계별 접근 방식을 적용합니다 [참고문헌 39].

1. 비수술적 치료

- 임플란트 주위염의 초기 단계에는 기계적 청소와 화학적 소독으로 세균으로 가득찬 치태를 제거합니다.
- 플라스틱 또는 임플란트와 같은 소재인 티타늄 Titanium 으로 만들어진 전용 소파 기구와 초음파 기구를 사용하여 임플란트 표면을 손상시키지 않고 세균과 염증 조직을 제거합니다.
- 메트로니다졸 Metronidazole 같은 항생제를 보조적으로 사용하기도 합니다.

2. 수술적 치료

- 비수술적 치료로 상황이 개선되지 않으면 수술을 시행합니다.
- 잇몸을 절개하여 염증 부위에 접근한 후, 절제술과 접근술, 그리고 재생술의 세 가지 방법 중 택일하여 치료를 진행합니다.
- 손상된 치조골을 제거하기 위해서는 절제술을, 환자가 스스로 위생 관리를 할 수 있는 환경을 만들기 위해서는 접근술을, 그리고 치조골 파괴가 심해서 뼈 재생을 위한 치료가 필요할 때는 재생술을 시행합니다.

3. 재평가 및 유지 관리

- 치료 후 3-6개월마다 재평가를 실시합니다.
- 치주낭 깊이가 5 mm 이하로 유지되며 출혈과 고름 배출이 없고 추가적인 뼈 흡수가 없는 것을 건강한 상태로 확인합니다.

Q&A 56

임플란트 주위에 재생 치료를 하면 골유착을 재건할 수 있나요?

임플란트 주위염 Peri-Implantitis (Q&A 55 참조) 으로 인해 치조골이 파괴된 경우, 재생 치료를 통해 재골유착 Re-Osseointegration 이 가능한지 활발한 연구가 이루어지고 있습니다.

1. 임플란트 주위 조직 재생 치료의 목표
- 임플란트 표면의 치태와 염증을 제거하고, 임플란트 주위염으로 손실된 뼈를 보충하여, 새로운 골조직이 형성되도록 유도합니다.
- 이 과정에서 방사선 사진으로 검사해보면 골 결손 부위가 메워지는 골 충전 Bone Fill 현상을 확인할 수 있습니다.

2. 재골유착 가능성

- 동물 실험과 인체 조직 검사에서, 오염된 임플란트 표면을 전해 세척 Electrolytic Cleaning 한 후 재생 치료를 적용하면, 최대 약 40%까지 재골유착된 사례가 보고된 적이 있습니다 [참고문헌 40].
- 그러나 방사선 사진만으로는 완전한 재골유착 반응이 증명될 수 없어서, 조직 검사가 필요하다는 것이 한계입니다.

3. 치료 적용법

- 골 이식재와 생체 흡수성 차폐막 Bioresorbable Membrane 을 사용한 골조직 유도 재생술 Guided Bone Regeneration 이 가장 많이 사용됩니다.
- 레이저나 항생제 방출 약제를 병용하여 임플란트의 오염된 표면을 추가로 소독한 후, 재생 물질을 채워 넣는 방법이 골 충전을 높인다는 연구 결과도 있습니다.

Q&A 57

임플란트 수술이 힘든 상황은 어떤 것들이 있나요?

치과 임플란트 수술이 곤란할 수 있는 상황은 전신 건강 상태와 약물 복용 이력에 따라 다음과 같이 구분될 수 있습니다 [참고문헌 41].

1. 절대적 금기 상황
다음의 환자는 임플란트 수술이 권장되지 않고, 다른 종류의 치과 치료를 고려해야 합니다.
- 머리나 목 부위의 암으로 인해서 방사선 치료를 받았거나 항암 화학 요법을 받고 있는 환자
- 정맥 주사용 비스포스포네이트 Bisphosphonate 를 투여 중인 환자
- 통제되지 않는 정신 질환 또는 심각한 약물과 알코올 남용이 있는 환자
- 말기 신부전 등 중증 내과 질환을 앓고 있는 환자

2. 상대적 금기 상황

아래와 같은 환자는 사전에 내과 전문의와 협진하여 위험 완화 조치를 한 이후에만 신중히 임플란트 수술을 진행할 수 있습니다.

- 혈당과 혈압이 조절되지 않는 당뇨병과 고혈압 환자
- 출혈성 질환 환자
- 장기 스테로이드 요법과 후천성 면역 결핍증 등으로 면역 억제 상태에 있는 환자
- 경구용 비스포스포네이트 복용 후 루푸스나 위식도 역류 등 상처 치유가 불량해질 가능성이 높은 환자

Q&A 58

임플란트 치료 예정 환자는 발치하고 기다리기만 하면 되나요?

치과 임플란트 치료 예정 환자는 단순 발치 후 자연적인 치유만 기다리기보다는, 발치와 치조골 보존술 Ridge Preservation Procedure 을 동시에 시행하는 것이 턱뼈의 형태와 부피를 유지하는 데 훨씬 유리합니다 [참고문헌 42].

1. 자연 치유와 치조골 보존술 비교

- 발치 후 특별한 처치를 하지 않으면 치조골은 수평으로 약 3-4 mm, 수직으로 약 1-2 mm 정도 흡수됩니다.
- 반면 발치 즉시 치조골 보존술을 하면 수평적으로는 평균 1.9 mm 정도, 수직적으로는 약 1.8-2.3 mm 정도 치조골 흡수가 덜 됩니다.

2. 이상적 골 형태 유지

- 치조골 보존술은 뼈 이식재와 흡수성 막을 이용해 혈병이 안정되도록 도와줍니다.
- 새로운 골 형성을 유도하여 임플란트를 심을 때 충분한 골 부피와 형태를 유지합니다.

3. 임플란트 성공률 향상

- 턱뼈를 잘 보존하는 것은 임플란트 위치 결정, 초기 안정성 그리고 심미적 결과에 직접적인 영향을 줍니다.
- 발치만 한 경우에는 나중에 추가로 뼈 이식이 필요할 경우가 많아서, 임플란트 치료 기간이 더 길어지고 환자의 부담이 증가할 수 있습니다.

Q&A 59

발치 당일에 임플란트를 심는 것도 가능한가요?

발치 후 즉시 임플란트를 하는 것은 조건만 맞으면 가능합니다. 임플란트는 심는 시기에 따라 다음과 같이 나눌 수 있습니다.

1. 바로 심기 Immediate Implant Placement

- 발치 직후 24시간 이내에 임플란트를 심는 방법으로 치유 기간을 단축하고, 수술 횟수를 줄일 수 있습니다.
- 감염 없는 건강한 치조골, 충분한 두께의 턱뼈, 안정적인 초기 고정력이 확보되어야 시행할 수 있습니다.

2. 이른 심기 Early Implant Placement

- 발치 후 4-8주 사이에 턱뼈 초기 치유가 진행된 상태에서 임플란트를 심는 방법입니다.

- 이 정도의 시간이 지나면 연조직이 성숙되어 점막 두께가 안정화되고, 방사선 사진으로 턱뼈 형태의 파악이 쉬워집니다.

3. 늦게 심기 Delayed Implant Placement

- 발치를 하고 12주 이상 지난 후에 완전 치유된 골조직에 임플란트를 심는 방법입니다.
- 최적의 골질과 부피로 초기 안정성을 확보하기에는 유리하지만 치료 기간이 길어집니다.

4. 임상적 의미

- 임플란트의 생존율 분석 결과, 바로 심기 97.4%, 늦게 심기 97.5%, 이른 심기 97.6%로 나타나서 심는 시기에 따른 차이는 없었습니다 [참고문헌 43].
- 따라서 환자 상태와 치료 목표에 따라 임플란트를 심는 시기를 결정하는 것이 매우 중요합니다.

Q&A 60

임플란트 주위에 생기는 치태는 어떻게 관리하나요?

임플란트 주위의 치태 관리는 환자 스스로 하는 자가 관리와 치과에서 시행하는 전문 관리가 서로 보완적으로 이루어져야 합니다 [참고문헌 44].

1. 자가 관리법

- 변형 바스법 Modified Bass Technique (Q&A 31 참조) 을 사용하여 칫솔모를 치아 경계선 아래에 위치시켜 치태를 부드럽게 제거하는 방법이 효과적입니다.
- 연조직이 얇으면 잇몸 선 위를 살살 닦아야 하고, 그 밖의 임플란트와 잇몸 사이의 공간은 치실이나 치간 칫솔 같은 구강 위생 보조 기구를 함께 사용해서 치태를 꼼꼼히 제거합니다.

2. 수술 후 관리

- 임플란트가 완전히 골유착 Osseointegration 되기 전 (3-6개월)에는 전동 칫솔과 과도한 구강 위생 보조 기구의 사용을 자제합니다.
- 대신에 면봉이나 부드러운 모를 가진 수동 칫솔로 임플란트 주변의 치태를 제거합니다.

3. 전문적인 관리법

- 임플란트가 완전한 골유착이 된 이후에는, 3-4개월 주기로 치과에 내원하여 전용 수동 기구 또는 전동 초음파 기구로 치태를 물리적으로 제거합니다.
- 매끄러운 티타늄 Titanium 이나 세라믹 임플란트 표면이 손상되지 않도록, 티타늄이나 금 또는 플라스틱 같은 마모되지 않는 재질로 된 전용 기구로 관리합니다.
- 금 합금이나 도자기 소재로 된 임플란트 보철물 부위는 일반적인 세정 기구를 사용합니다.

- 치과선택
- 껌씹기
- 항생제복용
- 발치기준
- 외상성교합
- 영양섭취
- 입냄새원인
- 전동칫솔
- 오일풀링
- 침분비

5. 도움되는 치과 상식

Q&A 61

치과 명의는 어떻게 찾을 수 있나요?

치아와 잇몸에 문제가 생기면 치과 명의를 찾아서 여러 병원을 전전하는 환자들이 많습니다. 믿고 의지할 만한 치과 의사를 찾지 못해 헤매는 모습은 안타까운 현실입니다.

1. 명의의 함정

- 방송이나 대중 매체에 자주 등장하는 치과 의사를 무조건 믿고 치료를 맡기는 것은 위험할 수도 있습니다.
- 화려한 이미지 때문에 실제 치료 철학이나 임상 실력은 환자가 직접 확인하기 어렵습니다.

2. 명의의 기준

- 명의란 한 번의 시술로 모든 환자를 완벽히 치료하는 사람이 아닙니다.

- 환자 개개인의 상태와 목표를 이해하고, 꾸준히 소통하며 맞춤형 치료 계획을 세우는 치과 의사가 진정한 명의입니다.

3. 명의의 발견
   - 이 책에 정리된 공식적인 치의학 정보를 바탕으로 평소에 주기적인 구강 관리를 받는 것이 중요합니다.
   - 그리고 자신을 치료해 주는 치과 의사와 현재 상태, 원하는 치료 범위, 생활 습관을 솔직히 나누며 최적의 치료 결과를 만들어 가는 과정이 곧 명의를 찾는 방법입니다.

4. 좋은 환자와 명의
   - 치료를 잘 받으려면 환자 스스로도 구강 위생을 철저히 지키면서 진료 과정에 적극적으로 참여해야 합니다.
   - 치과 의사와 환자의 상호 신뢰가 쌓일 때, 비로소 믿고 맡길 수 있는 명의가 탄생합니다.

Q&A 62

껌을 씹는 것이 구강 건강에
도움이 되나요?

무설탕 껌이나 자일리톨 껌을 씹는 습관은 특정 조건에서는 구강 건강에 도움이 될 수 있으며, 설탕이 함유된 일반적인 껌과는 확실한 차이가 있습니다.

1. 자일리톨 껌의 효과
   - 자일리톨이 함유된 껌을 매일 씹으면 충치 발생을 85% 정도까지도 예방할 수 있습니다 [참고문헌 45].
   - 자일리톨은 구강 내 세균이 발효시킬 수 없는 당알코올로, 산 생성을 억제하고 충치의 원인균인 스트렙토코커스 뮤탄스 *Streptococcus mutans* 수를 감소시킵니다.

2. 침 분비 촉진
- 껌을 씹으면 침 분비량이 첫 1분간 187%, 다음 1분간 86% 정도 증가하면서 음식물 찌꺼기를 효과적으로 제거하고, 구강 내 산성도를 중성화하여 법랑질의 재석회화를 돕습니다.
- 무설탕 껌 자체도 침 분비를 통해 구강 청소 효과가 있지만, 자일리톨 껌이 더 우수한 충치 예방 효과를 보입니다.

3. 권장 사항
- 충치에 걸리기 쉬운 환자에게는 자일리톨 껌을 하루 3-5회, 식후 5-20분간 씹기를 권장합니다.
- 다만 칫솔질을 포함한 구강 위생 보조 기구를 사용하면서 보조적으로 자일리톨 껌을 씹어야 하며, 단순히 자일리톨 껌만 씹는 것으로는 효과를 보기 어렵습니다.

Q&A 63

치과 치료 전에 항생제 처방이 필요한 경우가 있나요?

특정한 질병의 치료 이력을 가진 환자들은 감염성 심내막염 Infective Endocarditis 이 생기는 것을 방지하기 위해, 치과 시술 전에 예방적 항생제 처방을 받아야 합니다 [참고문헌 46].

1. 감염성 심내막염 고위험군

- 심장 판막 보철물을 가지고 있거나, 감염성 심내막염을 앓은 적이 있거나, 조절되지 않는 청색증 선천성 심장병이나 판막 역류가 있는 환자는 고위험군에 해당합니다.
- 이런 병력이 있는 환자는 치주 치료나 출혈이 예상되는 치과 치료를 받기 1시간 전에, 아목시실린 Amoxicillin 2 g을 경구로 복용해야 합니다.

2. 인공 관절 치환술 병력
- 과거에는 인공 관절 환자에게도 항생제 예방 요법을 권장했으나, 2015년부터 미국치과의사협회는 일반적으로 인공 관절 감염 예방을 위한 항생제 예방 요법이 더 이상 필요하지 않다고 결론을 내렸습니다.
- 다만 과거 관절 감염 병력이나 면역 저하 상태 등 특수한 경우에는 정형외과 전문의와 상의 후 결정해야 합니다.

Q&A 64

발치의 기준은 무엇인가요?

치아를 뽑는 결정은 치아 및 치주 조직의 상태를 점검하고 종합적인 예후를 예측한 뒤에 이루어집니다 [참고문헌 47].

1. 치조골 파괴 정도
   - 치아 뿌리 부분의 치조골이 절반 이상 흡수되었다면 자연 치아를 사용하기 어려운 상태라서 발치를 권장합니다.

2. 치아 동요도
   - 흔들림이 2도 이상인 치아는 치주인대와 치조골이 거의 상실된 상태라서 발치 대상입니다 (표 5).

3. 치근 분지부 손상 정도
   - 어금니의 경우 치근 분지부 Furcation 에 II도 이상의 병변이 있으면 치료 후 예후가 불확실해 발치를 고려합니다 (표 6).

4. 치료 불가능 정도

- 광범위한 충치, 치아 내부의 신경선 파절, 치아 뿌리 골절 등으로 적절한 치료가 더 이상 불가능할 때에는 발치를 해야 합니다.

표 5. 치아 동요도

등급	흔들림 정도	상태
0도	없음	정상, 전혀 흔들림 없음
1도	약함	앞뒤로 살짝 흔들림 (1 mm 미만)
2도	확실함	좌우로 뚜렷한 흔들림 (1 mm 이상)
3도	심함	위아래까지 움직임, 씹기 어려움

표 6. 치근 분지부 Furcation 병소

등급	단계	상태
I도	초기 단계	치아 뿌리 갈라진 곳이 살짝만 열림
II도	중간 단계	뿌리 갈라진 곳이 깊게 파였지만 반대편까지는 안 뚫림
III도	심한 단계	뿌리 사이가 완전히 뚫려 탐침이 반대편까지 통과됨
IV도	아주 심한 단계	III도와 같지만 잇몸이 내려가 뿌리 갈라진 곳이 눈으로도 보임

Q&A 65

외상성 교합은 치주 조직에 어떤 영향을 주나요?

외상성 교합 Traumatic Occlusion 은 음식을 씹을 때 치아 맞물림이 좋지 않아 특정 치아에 과도한 압력이 반복적으로 전달되는 상태를 말합니다.

1. 과도한 압력으로 조직 손상
- 지속적으로 씹는 힘이 과하게 주어지면 치주인대와 치조골 사이에 미세 균열이 일어날 수 있습니다.
- 이렇게 되면 염증이 없더라도 세포가 죽으면서 교원질 분해가 촉진되며 치조골이 구조적으로 약해집니다.

2. 염증 매개체의 분비 증가
   - 외상 부위에서 염증성 물질이 대량으로 분비됩니다.
   - 그 결과 파골세포 Osteoclast 의 활성도가 높아져 뼈 흡수가 촉진됩니다 [참고문헌 48].

3. 치주염을 촉진시키는 요인
   - 외상성 교합이 단독으로 치주염 Periodontitis (Q&A 9 참조) 을 일으키진 않지만, 이미 치태가 쌓여있는 부위에서는 조직 파괴가 더욱 빠르게 진행됩니다.
   - 따라서 치주 조직의 안정성 회복을 위해서는 외상성 교합을 해결해주는 교합 조정이 꼭 필요합니다.

Q&A 66

치주 조직을 건강하게 만드는 영양소가 있을까요?

치주 조직의 건강을 지키기 위해서는 특정 영양소와 식품이 도움이 될 수 있다는 것이 최근 들어 보고되고 있습니다. 평소에 균형 잡힌 식단과 함께 다음의 영양소를 섭취하면 치주 조직의 회복을 촉진할 수 있습니다.

1. 비타민 D
   - 비타민 D는 뼈 대사와 면역 조절에 중요한 역할을 합니다.
   - 체내 비타민 D 수치가 충분하면 치주낭 깊이가 얕아지면서 잇몸 출혈도 감소합니다 [참고문헌 49].
   - 일일 800-1,000 IU 섭취가 권장되며, 하루 15분 정도의 햇빛 노출과 함께 연어, 정어리, 유제품 등을 통해 보충합니다.

2. 오메가-3 지방산
- 오메가-3는 항염 작용을 하는 지용성 지방산입니다.
- 비수술적 치주 치료 후에 오메가-3를 보조적으로 섭취했을 때 치주낭 깊이와 부착 손실이 평균 0.7-1.0 mm 더 개선된 것으로 나타났습니다 [참고문헌 50].
- 등 푸른 생선, 아마씨, 호두 등에 풍부하게 들어있습니다.

3. 식이 항산화제
- 항산화 성분이 풍부한 식품은 세포 손상을 억제하고 잇몸 염증 지표를 낮춥니다.
- 과일과 채소를 하루 5회 섭취하면 치주염 Periodontitis (Q&A 9 참조) 위험을 약 20% 감소시킨다는 연구 결과도 보고된 바 있습니다 [참고문헌 51].

Q&A 67

왜 입냄새가 나나요?

입냄새는 생리적 원인과 병적 원인으로 나뉘며, 대부분 입 안에서 발생하는 문제로 인해 나타납니다 [참고문헌 52].

1. 생리적 요인

- 밤 사이 잠을 자는 동안 침 분비가 줄어들면서 구강 내 세균이 증식하고, 탈락된 구강 상피 세포와 음식 찌꺼기를 구강 내 세균이 분해하면서 휘발성 황 화합물을 생성합니다.
- 아침에 일어날 때나 공복 시 나타나는 일시적인 입냄새로, 이는 양치질과 충분한 수분 섭취로 쉽게 해결됩니다.

2. 구강 내 상황 요인

- 혀 표면의 백태, 치주 질환, 평소 불량한 구강 위생 등이 주된 원인입니다.

- 혀의 복잡한 유두 구조는 세균이 서식하기 좋은 환경을 제공하여 휘발성 황 화합물을 지속적으로 생성합니다.
- 입냄새가 나는 경우의 80-90%는 구강 내 원인으로 발생합니다.

3. 구강 외 질병 요인
- 당뇨병, 신부전, 위식도 역류 질환, 호흡기 감염 등이 원인이 될 수 있습니다.
- 약 10-20%는 구강 외 원인으로 발생합니다.

4. 대처 방법
- 양치할 때 혀 세정기를 이용한 혀 청소가 가장 효과적이며, 항균 성분이 포함된 구강 세정제 사용을 권장합니다.
- 프로바이오틱스가 구취 감소에 도움을 준다는 연구 결과도 있습니다.

Q&A 68

전동 칫솔이 구강 건강을 유지하는 데 도움이 되나요?

전동 칫솔은 수동 칫솔로는 제거하기 어려운 치태를 효과적으로 제거하기 위해 개발된 칫솔로, 수동 칫솔에 비해 우수한 치태 제거 효과와 염증 개선 효과를 보입니다 [참고문헌 53].

1. 개발 배경과 구동 방식

- 원래 손목이나 손가락 움직임이 제한된 환자들을 위해 개발되었으나 현재는 일반인을 위해 통용되고 있습니다.
- 전동 칫솔은 구동 방식에 따라, 칫솔모가 앞뒤로 회전하며 치태를 분해하는 회전-진동 Oscillating-Rotating 방식과, 칫솔모가 분당 31,000회 이상의 고주파 진동으로 치태를 제거하는 고주파 음파 High-Frequency Sonic 방식으로 나뉩니다.

2. 치태 제거 효과
- 기존 연구 결과들을 체계적으로 분석해보면, 전동 칫솔은 수동 칫솔에 비해 치태 제거율이 단기적으로는 11%, 장기적으로는 21% 우수합니다.
- 회전-진동 방식의 전동 칫솔은 수동 칫솔보다 치태를 평균 9% 더 효과적으로 제거하며, 치과 교정 치료를 받는 환자에게는 51.6% 더 뛰어난 효과를 보입니다.

3. 잇몸 염증 개선 효과
- 전동 칫솔은 잇몸 출혈과 염증을 수동 칫솔보다 단기적으로는 6%, 장기적으로는 11% 더 감소시킵니다.
- 전동 칫솔모가 수동 칫솔에 비해 일정한 압력과 움직임이 가능해서 치은 마사지 효과가 더 있기 때문입니다.

4. 권장 사용법
- 전동 칫솔모를 치아에 45도 각도로 대고 2분간 사용하되, 과도한 압력을 가하지 않도록 주의해야 합니다.
- 대부분의 전동 칫솔에는 자동 압력 센서와 타이머가 내장되어 있어 적절하게 사용자를 유도합니다.

Q&A 69

오일 풀링이 치아와 잇몸 건강에 도움이 되나요?

오일 풀링 Oil Pulling 은 공인된 치의학이 아닌 대체 의학 요법 Complementary and Alternative Medicine 으로 분류되며, 치의학계에서는 과학적인 근거가 부족하다고 평가합니다 [참고문헌 54].

1. 역사적 배경

- 오일 풀링은 인도 전통 의학에서 유래한 방법으로, 식용 오일을 입에 머금고 가글하듯 돌리다가 뱉는 비전문적인 구강 관리법입니다.
- 치의학 전문가들은 이러한 오일 풀링은 아무리 좋게 보더라도 물리적 치태 제거 수단인 칫솔과 치실 사용 등을 단순하게 보조할 뿐이고 대체할 수는 없다고 봅니다.

2. 제한된 연구 수준

- 체계적 고찰 연구에서는 오일 풀링 연구의 대부분이

신뢰성이 낮은 설계로 이루어져 있어서 그 증거 수준이 매우 낮은 것으로 평가하고 있습니다.

- 실제로 잇몸 염증과 치태 감소 효과는 클로르헥시딘 Chlorhexidine 같이 검증된 구강 세정제를 사용한 환자군의 개선 효과에 크게 미치지 못했습니다.

3. 임상적 권고
- 미국치과의사협회를 포함한 국제적인 치의학 기관들의 공식적인 입장은 오일 풀링의 과학적 근거가 없다는 것입니다.
- 따라서 오일 풀링 대신에 칫솔, 치실 등을 활용한 자가 구강 위생법과 치과에서 전문적 스케일링 Scaling (Q&A 17 참조) 과 치태 제거를 받을 것을 권장합니다.

4. 잘못된 맹신
- 오일 풀링은 일부 유명인들이나 진위를 알 수 없는 소셜 네트워크 서비스의 영향으로 무분별하게 퍼져나간 측면이 있습니다.
- 오일 풀링의 부작용으로는 오일 삼킴에 의한 위장 문제와 기도 흡인 위험성 등이 있습니다.

Q&A 70

침은 구강 내 환경에 어떤 영향을 끼치나요?

침은 입안의 청소, 산성도 조절, 세균 억제, 그리고 전체적인 구강 내 균형적인 환경을 유지하는데 꼭 필요합니다 [참고문헌 55].

1. 입안 세정
   - 입안에 고인 음식 찌꺼기와 세균을 물처럼 씻어내어, 칫솔질 전후에도 자연스럽게 깨끗함이 유지되도록 돕습니다.

2. 산성도 중화
   - 치아를 부식시키는 산성 이온을 중화시켜 치아 표면이 스스로 회복될 수 있도록 돕습니다.

3. 세균 억제
- 침속에 있는 단백질과 효소들이 세균의 성장을 막고, 구강 내 세균 수를 줄여서 잇몸 염증과 충치를 예방합니다.

4. 구강 환경 안정
- 침은 구강 내에 얇은 막을 만들어 치아와 구강 점막의 표면을 보호하고, 이로운 세균들이 고루 서식할 수 있도록 도와 건강한 구강 생태계를 유지할 수 있게 합니다.

표 7. 침의 역할

방어 기전	침 성분	역할
세정	점액 단백질, 점액질	세균과 치태의 물리적인 제거
산성도 중화	중탄산염, 인산염	산성 이온을 중화하여 법랑질 재석회화
항균 작용	면역글로불린 A, 라이소자임, 락토페록시다제, 항균 펩타이트	세균의 세포벽을 파괴하여 세균의 번식 억제
항상성 조절	단백질막	세균 부착 통로 조절, 구강 생태계 균형 유지

Q&A 71

혀를 닦으면 암을 예방할 수 있나요?

혀를 닦는 것은 구강 위생에 도움을 주지만, 혀 세정만으로 위암이나 구강암 등 암을 본격적으로 예방할 수 있다는 과학적 근거는 없습니다.

1. 혀 세정의 의미
- 혀 표면의 설태를 제거하면 구취와 세균 수를 줄여 구강 위생을 개선할 수 있습니다.
- 이로 인해 입냄새가 사라지며 미각이 일시적으로 회복될 수도 있습니다.

2. 암과의 관련성
- 현재까지 혀 세정이 위암이나 구강암의 발생 위험을 낮춘다는 연구는 없습니다.

- 암 발생은 흡연, 음주, 식습관, 유전 등 여러 복합적인 요인에 의해 결정되기 때문에, 구강 위생을 관리하는 법 중의 하나인 혀 세정만으로 암을 막을 수는 없습니다.

3. 구강암 발생 위험 요소
    - 구강암의 주요 위험 인자로는 흡연, 과도한 음주, 인유두종 바이러스 Human Papillomavirus 감염 및 만성적인 구강 염증이 있습니다.
    - 구강암을 예방하기 위해서는 정기적인 구강 검진과 위험 인자 회피가 중요합니다.

4. 실제 임상 조언
    - 혀 세정은 칫솔과 치실을 사용할 때 칫솔질을 마무리하는 차원에서 병행하는 보조적인 구강 위생법으로 권고합니다.
    - 암 예방을 위해서는 금연과 절주를 포함한 균형 잡힌 식사를 유지하면서 최소한 6개월마다 치과에서 관리를 받는 것이 효과적입니다.

Q&A 72

임플란트가 금속 알레르기를 일으키지는 않나요?

치과 임플란트 자체는 알레르기를 일으키지 않으며, 임플란트 소재가 아닌 상부 보철물의 금속 합금이 알레르기 반응을 유발할 수는 있습니다 [참고문헌 56].

1. 티타늄 Titanium 임플란트의 생체 친화성
   - 티타늄은 인체 삽입 직후 표면에 자연 산화막이 형성되어 인체와 안정적으로 결합합니다.
   - 이 과정에서 금속 이온 방출이 거의 없어 알레르기 반응 가능성이 매우 희박합니다.

2. 세라믹 임플란트의 비금속 특성
   - 지르코니아 같은 세라믹 소재를 기반으로 한 임플란트도 있습니다.

- 여기에는 금속 이온 자체가 없으므로 금속 알레르기를 일으킬 걱정이 없습니다.

3. 보철물 합금 알레르기
    - 임플란트 외부에 장착하는 보철물에 사용되는 니켈-코발트-크롬 합금 Nickel-Cobalt-Chromium Alloy 은 알레르기를 유발할 수 있습니다.
    - 실제로 이 소재로 된 임플란트 보철물을 교체하고 나서 피부 발진이나 구강 점막 염증이 사라진 증례가 보고되었으며, 패치 테스트에서 니켈과 크롬 알레르기가 확인된 바 있습니다.

4. 임상적 권고
    - 금속 알레르기가 염려되는 환자는 사용하고자 하는 보철물의 소재를 미리 확인해 봅니다.
    - 사전에 패치 테스트와 정밀 검사를 통해 금속에 대한 알레르기 반응이 확진되면, 보철물 소재를 세라믹 또는 특정한 금속이 첨가되지 않은 합금으로 교체하는 것이 바람직합니다.

Q&A 73

임플란트는 씹는 감각이 자연 치아와 다른가요?

임플란트는 자연 치아에 비해 씹는 감각에서 차이가 있으나, 기능적으로는 매우 우수한 성능을 발휘합니다. 이는 임플란트 주변의 근육과 턱관절이 보상 작용을 하기 때문입니다.

1. 씹는 메커니즘의 차이

- 자연 치아는 치주인대를 통해 정교한 촉각 정보를 느끼게 됩니다.
- 임플란트는 골유착 Osseointegration 을 통해 뼈와 직접 연결되어 골성감각 Osseoperception 이라는 특별한 감각 기전을 가집니다 [참고문헌 57].

2. 씹는 힘과 민감도 비교
- 임플란트의 최대 교합력은 자연 치아와 유사하거나 약간 높습니다.
- 그러나 촉각의 민감도 수준은 임플란트가 23.3 µm으로 자연 치아 16.1 µm보다 약간 높아서, 임플란트가 자연 치아에 비해 감각이 다소 떨어집니다.
- 임플란트의 촉각 감각은 자연 치아 대비 약 30% 저하되지만, 완전 틀니보다는 3배 이상 우수한 감각을 제공합니다 [참고문헌 58].

3. 임상 권고 사항
- 감각 저하를 고려하여 임플란트 환자는 딱딱한 음식을 먹을 때 주의가 필요합니다.
- 정기적인 교합 조정과 최소한 6개월마다 임플란트 주위 조직 점검을 통해, 과도한 씹는 힘으로 인한 손상을 예방해야 합니다.

Q&A 74

치주 질환이 심해도 임플란트를 할 수 있나요?

치주 질환이 심한 상태라 하더라도 임플란트 치료의 절대 금기 상황은 아니며, 적절한 치주 치료 및 유지 관리가 이루어진다면 임플란트의 성공률이 높습니다.

1. 치주염을 치료한 환자의 임플란트 생존율
   - 3-10년간의 장기 추적 연구 결과, 치주염 Periodontitis (Q&A 9 참조) 을 먼저 치료한 환자의 임플란트 생존율은 92-95%로 밝혀졌습니다.
   - 이러한 결과는 치주 조직의 안정적 유지가 임플란트 치료에도 중요함을 보여줍니다.

2. 조절되지 않은 치주염의 위험성
   - 활동성 치주염이 방치되면 임플란트 주위 조직에 세균이 침투해 임플란트 주위염 Peri-Implantitis (Q&A 55 참조) 의 발생 위험이 급격히 증가합니다.
   - 따라서 임플란트 치료 전에 치주염에 대한 철저한 치료가 필수적입니다 [참고문헌 59].

3. 예후가 불확실한 자연 치아의 임플란트 대체
   - 심한 치조골 흡수나 치아가 흔들리는 증상으로 인해서 보존이 어려울 것으로 판단되는 자연 치아는 과감히 발치하고 임플란트 치료를 진행하는 것이 장기적으로는 구강 건강 유지에 더 도움이 될 수 있습니다.
   - 부족한 치조골을 보강하기 위해 뼈 이식술 및 치주재생수술 Periodontal Regeneration Surgery (Q&A 27 참조) 을 병행하면 임플란트의 성공률이 더욱 높아집니다.

Q&A 75

레이저가 치주 치료와 임플란트 치료에 도움이 되나요?

레이저는 치주 치료와 임플란트 관리에 보조적 역할을 할 수 있다고 알려져 있지만, 단독으로 특별한 효과가 입증되려면 추가 연구가 필요합니다 [참고문헌 60].

1. 작동 원리

- 레이저는 빛 에너지를 조직에 전달해 세균막을 파괴하고 최소한의 손상을 초래하면서 지혈을 시킵니다.
- 다만 깊은 치주낭 내부에 있는 치주 질환 원인균을 제거하려면, 아직까지는 전문적인 기구를 사용한 물리적인 치료가 필요하며 레이저 단독 치료만으로 완전한 효과를 보기는 어렵습니다.

2. 치주 치료 보조

- 특정 레이저를 사용한 연구에서, 스케일링 Scaling (Q&A 17 참조) 과 치근활택술 Root Planing (Q&A 21 참조) 같은 일반적인 치료를 받은 환자와 레이저 치료를 받은 환자의 효과를 비교한 결과가 보고되었습니다.
- 레이저 치료를 시행한 환자군의 치주낭 깊이 감소가 평균적으로 0.3-0.5 mm 개선 결과를 보였는데, 이것은 레이저 치료 대신 기존의 치료를 받은 환자군의 결과와 비교해서 임상적으로 큰 차이가 없는 수준입니다.

3. 임플란트 치료 보조

- 레이저는 초기에 임플란트 주위 세균을 줄이는 데 유용할 수 있습니다.
- 하지만 장기간 연구에서는 임플란트 표면이 다시 오염되는 것을 막는 효과가 뚜렷하지 않았습니다. 따라서 표면 소독은 기존 기구를 이용한 치료와 약물 치료를 병행하는 것이 필요합니다.

참고 문헌

1. Trindade D, Carvalho R, Machado V, Chambrone L, Mendes JJ, Botelho J. Prevalence of periodontitis in dentate people between 2011 and 2020: a systematic review and meta-analysis of epidemiological studies. *J Clin Periodontol* 2023;50(5):604-626. https://doi.org/10.1111/jcpe.13769

2. Papapanou PN, Sanz M, Buduneli N, Dietrich T, Feres M, Fine DH, et al. Periodontitis: consensus report of workgroup 2 of the 2017 World Workshop on the Classification of Periodontal and Peri-Implant Diseases and Conditions. *J Periodontol* 2018;89(Suppl 1):S173-S182. https://doi.org/10.1002/JPER.17-0721

3. Nyvad B, Takahashi N. Integrated hypothesis of dental caries and periodontal diseases. *J Oral Microbiol* 2020;12(1):1710953. https://doi.org/10.1080/20002297.2019.1710953

4. Tattar R, da Costa BDC, Neves VCM. The interrelationship between periodontal disease and systemic health. *Br Dent J* 2025;239(2):103-108. https://doi.org/10.1038/s41415-025-8642-2

5. Bian Y, Liu C, Fu Z. Application value of combination therapy of periodontal curettage and root planing on moderate-to-severe chronic periodontitis in patients with type 2 diabetes. *Head Face Med* 2021;17(1):12. https://doi.org/10.1186/s13005-020-00253-z

6. Nibali L, Cortellini P. Changes in osseous morphology following non-surgical periodontal therapy: a possible paradigm shift for the treatment of intrabony defects? *J Clin Periodontol* 2025;52(6):836-842. https://doi.org/10.1111/jcpe.14141

7. Sanz M, Herrera D, Kebschull M, Chapple I, Jepsen S, Beglundh T, et al. Treatment of stage I-III periodontitis-the EFP S3 level clinical practice guideline. J Clin Periodontol 2020;47(Suppl 22):4-60. https://doi.org/10.1111/jcpe.13290

8. Boehm TK, Kim CS. Overview of periodontal surgical procedures. In: StatPearls [Internet]. Treasure Island (FL): StatPearls Publishing; c2025 [updated 2024 Jan 11; cited 2025 Oct 11]. Available from: https://www.ncbi.nlm.nih.gov/books/NBK599507/

9. Yousefi Y, Meldrum J, Jan AH. Periodontal abscess. In: StatPearls [Internet]. Treasure Island (FL): StatPearls Publishing; c2025 [updated 2023 Jun 12; cited 2025 Oct 11]. Available from: https://www.ncbi.nlm.nih.gov/books/NBK560625/

10. Kwon T, Lamster IB, Levin L. Current concepts in the management of periodontitis. *Int Dent J* 2021;71(6):462-476. https://doi.org/10.1111/idj.12630

11. Weng L, Wen J, Cui G, Liang J, Pang L, Lin H. Comparison of modified bass, rolling, and current toothbrushing techniques for the efficacy of plaque control - a randomized trial. *J Oral Rehabil* 2023;50(8):671-679. https://doi.org/10.1111/joor.13473

12. Kowalska K, Dembowska E. Is fluoride the best we've got? The most common toothpaste active ingredients and their influence on caries and oral health: a brief review of the literature. *J Educ Health Sport* 2024;64:55477. https://doi.org/10.12775/JEHS.2024.64.55477

13. McCracken GI, Janssen J, Swan M, Steen N, de Jager M, Heasman PA. Effect of brushing force and time on plaque removal using a powered toothbrush. *J Clin Periodontol* 2003;30(5):409-413. https://doi.org/10.1034/j.1600-051X.2003.20008.x

14. Liang P, Ye S, McComas M, Kwon T, Wang CW. Evidence-based strategies for interdental cleaning: a practical decision tree and review of the literature. *Quintessence Int* 2021;52(1):84-95. https://doi.org/10.3290/j.qi.a45268

15. Figuero E, Herrera D, Tobías A, Serrano J, Roldán S, Escribano M, et al. Efficacy of adjunctive anti-plaque chemical agents in managing gingivitis: a systematic review and network meta-analyses. *J Clin Periodontol* 2019;46(7):723-739. https://doi.org/10.1111/jcpe.13127

16. Fernández CE, Silva-Acevedo CA, Padilla-Orellana F, Zero D, Carvalho TS, Lussi A. Should we wait to brush our teeth? A scoping review regarding dental caries and erosive tooth wear. *Caries Res* 2024;58(4):454-468. https://doi.org/10.1159/000538862

17. EFSA Panel on Dietetic Products, Nutrition, and Allergies (NDA). Scientific Opinion on Dietary Reference Values for water. *EFSA J* 2010;8(3):1459. https://doi.org/10.2903/j.efsa.2010.1459

18. Wada-Takahashi S, Hidaka KI, Yoshino F, Yoshida A, Tou M, Matsuo M, et al. Effect of physical stimulation (gingival massage) on age-related changes in gingival microcirculation. *PLoS One* 2020;15(5):e0233288. https://doi.org/10.1371/journal.pone.0233288

19. British Society of Periodontology. *Supportive Periodontal Care*. Liverpool: British Society of Periodontology; 2023.

20. Leite FRM, Nascimento GG, Scheutz F, López R. Effect of smoking on periodontitis: a systematic review and meta-regression. *Am J Prev Med* 2018;54(6):831-841. https://doi.org/10.1016/j.amepre.2018.02.014

21. Sundar IK, Javed F, Romanos GE, Rahman I. E-cigarettes and flavorings induce inflammatory and pro-senescence responses in oral epithelial cells and periodontal fibroblasts. *Oncotarget* 2016;7(47):77196-77204. https://doi.org/10.18632/oncotarget.12857

22. Zhang J, Lin S, Luo L, Zhang Q, Jiao Y, Liu W. Psychological stress: neuroimmune roles in periodontal disease. *Odontology* 2023;111(3):554-564. https://doi.org/10.1007/s10266-022-00768-8

23. Preshaw PM, Alba AL, Herrera D, Jepsen S, Konstantinidis A, Makrilakis K, et al. Periodontitis and diabetes: a two-way relationship. *Diabetologia* 2012;55(1):21-31. https://doi.org/10.1007/s00125-011-2342-y

24. Schmidt AM, Yan SD, Wautier JL, Stern D. Activation of receptor for advanced glycation end products: a mechanism for chronic vascular dysfunction in diabetic vasculopathy and atherosclerosis. *Circ Res* 1999;84(5):489-497. https://doi.org/10.1161/01.RES.84.5.489

25. Choi SE, Choudhary A, Ahern JM, Palmer N, Barrow JR. Association between maternal periodontal disease and adverse pregnancy outcomes: an analysis of claims data. *Fam Pract* 2021;38(6):718-723.
https://doi.org/10.1093/fampra/cmab037

26. Araneda-Rojas S, Castillo C, Liempi A, Fernández-Moya A, Guerrero-Muñoz, J, Alfaro S, et al. Porphyromonas gingivalis lysate induces TLR-2/4-dependent NF-κB activation and inflammatory damage in the human placental barrier. *Int J Mol Sci* 2025;26(19):9558.
https://doi.org/10.3390/ijms26199558

27. Villalobos V, Garrido M, Reyes A, Fernández C, Diaz C, Torres VA, et al. Aging envisage imbalance of the periodontium: a keystone in oral disease and systemic health. *Front Immunol* 2022;13:1044334.
https://doi.org/10.3389/fimmu.2022.1044334

28. Modéer T, Wondimu B. Periodontal diseases in children and adolescents. *Dent Clin North Am* 2000;44(3):633-658.
https://doi.org/10.1016/S0011-8532(22)01748-7

29. Kupka JR, König J, Al-Nawas B, Sagheb K, Schiegnitz E. How far can we go? A 20-year meta-analysis of dental implant survival rates. *Clin Oral Investig* 2024;28(10):541.
https://doi.org/10.1007/s00784-024-05929-3

30. Khaohoen A, Powcharoen W, Sornsuwan T, Chaijareenont P, Rungsiyakull C, Rungsiyakull P. Accuracy of implant placement with computer-aided static, dynamic, and robot-assisted surgery: a systematic review and meta-analysis of clinical trials. *BMC Oral Health* 2024;24(1):359.
https://doi.org/10.1186/s12903-024-04033-y

31. Schimmel M, Araujo M, Abou-Ayash S, Buser R, Ebenezer S, Fonseca M, et al. Group 4 ITI Consensus Report: patient benefits following implant treatment in partially and fully edentulous patients. *Clin Oral Implants Res* 2023;34(Suppl 26):257-265. https://doi.org/10.1111/clr.14145

32. Srinivasan M, Meyer S, Mombelli A, Müller F. Dental implants in the elderly population: a systematic review and meta-analysis. *Clin Oral Implants Res* 2017;28(8):920-930. https://doi.org/10.1111/clr.12898

33. Pandey C, Rokaya D, Bhattarai BP. Contemporary concepts in osseointegration of dental implants: a review. *BioMed Res Int* 2022;2022:6170452. https://doi.org/10.1155/2022/6170452

34. Ivanovski S, Lee R. Comparison of peri-implant and periodontal marginal soft tissues in health and disease. *Periodontol* 2000 2018;76(1):116-130. https://doi.org/10.1111/prd.12150

35. Sadowsky SJ, Brunski JB. Are teeth superior to implants? A mapping review. *J Prosthet Dent* 2021;126(2):181-187. https://doi.org/10.1016/j.prosdent.2020.07.002

36. Papaspyridakos P, Chen CJ, Singh M, Weber HP, Gallucci GO. Success criteria in implant dentistry: a systematic review. *J Dent Res* 2012;91(3):242-248. https://doi.org/10.1177/0022034511431252

37. Cahyaningtyas NA, Miranda A, Metta P, Bawono CA. Dental implant macrodesign features in the past 10 years: a systematic review. *J Indian Soc Periodontol* 2023;27(2):131-139. https://doi.org/10.4103/jisp.jisp_676_21

38. Renvert S, Persson GR, Pirih FQ, Camargo PM. Peri-implant health, peri-implant mucositis, and peri-implantitis: case definitions and diagnostic considerations. *J Periodontol* 2018;89 Suppl 1:S304-S312. https://doi.org/10.1002/JPER.17-0588

39. Ramanauskaite A, Schwarz F. Current concepts for the treatment of peri-implant disease. *Int J Prosthodont* 2024;37(2):124-134. https://doi.org/10.11607/ijp.8750

40. Bosshardt DD, Brodbeck UR, Rathe F, Stumpf T, Imber JC, Weigl P, et al. Evidence of re-osseointegration after electrolytic cleaning and regenerative therapy of peri-implantitis in humans: a case report with four implants. *Clin Oral Investig* 2022;26(4):3735-3746. https://doi.org/10.1007/s00784-021-04345-1

41. Diz P, Scully C, Sanz M. Dental implants in the medically compromised patient. *J Dent* 2013;41(3):195-206. https://doi.org/10.1016/j.jdent.2012.12.008

42. Apaza-Bedoya K, Magrin GL, Romandini M, Blanco-Carrión J, Benfatti CAM. Efficacy of alveolar ridge preservation with xenografts and resorbable socket sealing materials in the esthetic region: a systematic review with meta-analyses. *Clin Implant Dent Relat Res* 2024;26(1):4-14. https://doi.org/10.1111/cid.13257

43. Patel R, Ucer C, Wright S, Khan RS. Differences in dental implant survival between immediate vs. delayed placement: a systematic review and meta-analysis. *Dent J* 2023;11(9):218. https://doi.org/10.3390/dj11090218

44. Perussolo J, Donos N. Maintenance of peri-implant health in general dental practice. *Br Dent J* 2024;236(10):781-789. https://doi.org/10.1038/s41415-024-7406-8

45. Pienihäkkinen K, Hietala-Lenkkeri A, Arpalahti I, Söderling E. The effect of xylitol chewing gums and candies on caries occurrence in children: a systematic review with special reference to caries level at study baseline. *Eur Arch Paediatr Dent* 2024;25(2):145-160. https://doi.org/10.1007/s40368-024-00875-w

46. Sperotto F, France K, Gobbo M, Bindakhil M, Pimolbutr K, Holmes H, et al. Antibiotic prophylaxis and infective endocarditis incidence following invasive dental procedures: a systematic review and meta-analysis. *JAMA Cardiol* 2024;9(7):599-610. https://doi.org/10.1001/jamacardio.2024.0873

47. Chow DY, Tay JRH, Nascimento GG. Systematic review of prognosis models in predicting tooth loss in periodontitis. *J Dent Res* 2024;103(6):596-604. https://doi.org/10.1177/00220345241237448

48. Liu X, Li J, Yue Y, Li J, Wang M, Hao L. Mechanisms of mechanical force aggravating periodontitis: a review. *Oral Dis* 2024;30(3):895-902. https://doi.org/10.1111/odi.14566

49. Liang F, Zhou Y, Zhang Z, Zhang Z, Shen J. Association of vitamin D in individuals with periodontitis: an updated systematic review and meta-analysis. *BMC Oral Health* 2023;23(1):387. https://doi.org/10.1186/s12903-023-03120-w

50. Miroult C, Lasserre J, Toma S. Effects of omega-3 as an adjuvant in the treatment of periodontal disease: a systematic review and meta-analysis. *Clin Exp Dent Res* 2023;9(4):545-556. https://doi.org/10.1002/cre2.736

51. Cao R, Li A, Geng F, Pan Y. Associations of dietary antioxidant intake with periodontal health among US adults: an exploratory mediation analysis via mitochondrial function. *J Clin Periodontol* 2024;51(6):702-711. https://doi.org/10.1111/jcpe.13960

52. Khounganian RM, Alasmari ON, Aldosari MM, Alghanemi NM. Causes and management of halitosis: a narrative review. *Cureus* 2023;15(8):e43742. https://doi.org/10.7759/cureus.43742

53. Thomassen TMJA, Van der Weijden FGA, Slot DE. The efficacy of powered toothbrushes: a systematic review and network meta-analysis. *Int J Dent Hyg* 2022;20(1):3-17. https://doi.org/10.1111/idh.12563

54. Jong FJX, Ooi J, Teoh SL. The effect of oil pulling in comparison with chlorhexidine and other mouthwash interventions in promoting oral health: a systematic review and meta-analysis. *Int J Dent Hyg* 2024;22(1):78-94. https://doi.org/10.1111/idh.12725

55. Marsh PD, Do T, Beighton D, Devine DA. Influence of saliva on the oral microbiota. *Periodontol* 2000 2016;70(1):80-92. https://doi.org/10.1111/prd.12098

56. Watanabe M, Liu L, Ichikawa T. Are allergy-induced implant failures actually hypersensitivity reactions to titanium? A literature review. *Dent J* 2023;11(11):263. https://doi.org/10.3390/dj11110263

57. González-Gil D, Dib-Zaitum I, Flores-Fraile J, López-Marcos J. Importance of osseoperception and tactile sensibility during masticatory function in different prosthetic rehabilitations: a review. *Medicina (Kaunas)* 2022;58(1):92. https://doi.org/10.3390/medicina58010092

58. González-Gil D, Dib-Zaitun I, Flores-Fraile J, López-Marcos J. Active tactile sensibility in implant prosthesis vs. complete dentures: a psychophysical study. *J Clin Med* 2022;11(22):6819. https://doi.org/10.3390/jcm11226819

59. Serroni M, Borgnakke WS, Romano L, Balice G, Paolantonio M, Saleh MHA, et al. History of periodontitis as a risk factor for implant failure and incidence of peri-implantitis: a systematic review, meta-analysis, and trial sequential analysis of prospective cohort studies. *Clin Implant Dent Relat Res* 2024;26(3):482-508. https://doi.org/10.1111/cid.13330

60. Romanos G. Current concepts in the use of lasers in periodontal and implant dentistry. *J Indian Soc Periodontol* 2015;19(5):490-494. https://doi.org/10.4103/0972-124X.153471

대학병원에서 못다 한
치주염과 임플란트
이야기

저자 소개

김태일

서울대학교 치과대학에서 학사 학위를 받은 뒤 서울대학교 대학원에서 석사와 박사 학위를 취득하였으며, 현재 서울대학교 치의학대학원 교수로 재직하면서 서울대학교 치과병원 교수를 겸직하고 있습니다.

미국 하버드대학교 융합과학기술대학원에 방문 학자로 연구를 진행했으며, 서울대학교 치의학대학원 부원장을 역임하였습니다. 치주 질환과 임플란트 치료에 대한 국제 학술지 *Journal of Periodontal & Implant Science*의 편집장으로 활동하면서 검증된 치의학 연구 논문을 발행하며 국제적인 학술 교류를 위해 노력해왔습니다.

치주조직공학과 재생의학 분야 연구에 집중하여 한국-일본 바이오 재료 연구상을 수상했으며, 신기술 개발을 통한 난치병 치료를 목표로 다른 학문 분야의 국내외 전문가들과도 활발하게 협력하고 있습니다.

황인경

서울대학교 공과대학에서 학사 학위를 취득한 후 서울대학교 치의학대학원 석사 학위와 서울대학교 대학원에서 박사 학위를 받았습니다. 현재 강릉원주대학교 치과대학에 근무하며 동 치과대학병원에서 진료와 연구를 병행하고 있습니다.

서울대학교치과병원에서 전공의와 전임의 과정을 거쳤고, 서울특별시 장애인치과병원에서 근무하면서 다양한 임상 경험을 쌓았습니다. 이 과정에서 치주 질환과 임플란트 치료 분야의 전문 연구를 시작하여 지금까지 계속하고 있습니다.

환자 진료와 함께 국내외 학술지에 다수의 논문을 발표하며 국제 학술 교류에 동참하고 있고, 다양한 학회에서 활동하면서 검증된 연구 성과를 널리 알리고 있습니다. 앞으로도 치주과학과 치과 임플란트학의 발전을 위해 학문적 연구와 임상적 활용을 유기적으로 연계시키는 선도적 연구자 역할을 이어가고자 합니다.